―LMCPエキスのスーパー健康革命―

医学博士
岡田　淳＝監修　体内ミネラル研究会＝著

これでC型肝炎とたたかう!!

今日の話題社

監修の言葉

免疫力を高め、感染症やガンに対して優れた効果を示す機能性食品として、第一に挙げられるのがシイタケ菌糸体です。シイタケ菌糸体に免疫賦活作用、抗ウイルス作用、抗ガン作用などがあることは、かなり以前から判っており、一部の成分を精製したものが医薬品（抗ガン剤）として使用されてきたことは周知の事実です。

また、近年注目されているガン免疫療法の代表的な製品として、シイタケ菌糸体「L・E・M」が高く評価されていることもよく知られています。しかしながら、これらの効用をより確実なものにするためには、単に経験的な評価のみではなく、科学的根拠（エビデンス）に基づいた治療成績を示さなくてはなりません。

肝臓は予備能が大きいために沈黙の臓器といわれ、多少のダメージがあっても検査で異常になることはありませんが、肝細胞が広範囲に傷害され肝炎が発症しますと、治癒が遷延化したり、慢性肝炎に移行したりします。特にウイルスによる肝炎は厄介です。

わが国では、肝臓病の8割がウイルスによるといわれていますが、その中でもB型肝炎、

C型肝炎が慢性化すると肝硬変や肝ガンを併発することが多いのです。特にC型肝炎が慢性肝炎に移行すると、10年以内にその半数以上が肝硬変に、さらに5～10年以内に肝硬変患者の6割が肝臓ガンに移行します。

シイタケ菌糸体のウイルス性肝炎や肝ガンに対して蓄積されてきた治療成績は、極めて優れたものとして評価されていますが、最近ではインターフェロンと菌糸体の併用効果について臨床応用がされており、菌糸体単独摂取と比べて肝臓ガンの発生が2分の1に抑えられたと報告されています。

このように、シイタケ菌糸体はB型、C型肝炎を肝臓ガンに移行させないための重要な物質として医学界から熱い期待を寄せられているのです。

本書では、シイタケ菌糸体をベースに、ウコンと田七人参をブレンドした『LMCPエキス』の作用機序についてを解説し、次いで肝臓疾患（ウイルス性肝炎や肝ガン）に対する菌糸体の臨床応用について今までに得られた成績が詳しく述べられています。本書が、肝臓ガンの予防と治療における菌糸体の優れた効果を理解していただくための参考になれば望外の喜びです。

医学博士　岡田　淳

まえがき

大自然に生きる動物は、自分の体を癒す方法を知っているといいます。日常的な食物からは摂りにくい栄養素を、ある特定の土を食べて補い、自然治癒力を高めているというのです。その土には、生命を維持するうえで必要なミネラルなどが含まれていて、それを本能的に感じ取っているそうです。また、お腹を壊したらこの草、熱が出たらあの草と、症状に合った草をちゃんと選んで食べているのだと、動物学の研究家が語っていました。

まさに大自然は病院なのです。

これは、私たちの世界でいうところの健康食品や漢方食品ではないでしょうか。

人類も大昔から、こうして生き抜いてきており、その経験から身につけた知識を基に健康を維持してきたはずです。

それが、現代では「代替療法」という形で受け継がれているのです。

日本に限らず世界中で代替療法を実践する人が増えており、国内のアンケートでも約8割の人が何らかのサプリメントや健康食品、あるいは古くから伝わる民間療法を試しているといいます。この当たり前に続けている健康法が、実は代替療法なのです。

代替療法は、効果効能や安全性を科学的に立証できなくても、現実に症状の改善がみられたり、治癒している以上、患者にその選択を任せて、それを治療として認めようという考え方をベースにしており、世界中で多くの支持を受けている治療形態です。

中でも健康食品は一般に浸透しており、医薬品に匹敵するほどの効果を持つものを試すことで、難病を克服した方が多数存在します。また、医療現場でも使用されるなど、代替療法に理解を示す医師も増えています。

健康食品のメリットは、薬のように病巣部に直接作用するのではなく、免疫力を高めるなど、患者自身が本来持っている自然治癒力を引き出すことで回復に導くため、副作用が出ないことにあります。

これまでの栄養学は、タンパク質や糖質、脂肪、カロリーなどと、肉体を維持するための材料として扱ってきました。けれども、食物には病気を予防したり、治す働きもあるのです。体内では、免疫機構、内分泌機構、神経機構といった、生体活動を調節するシステムが休みなく連携プレーで働き、侵入してくる病原体を殺したり、発生するガン細胞などの危険因子にも素早く反応して叩き潰しています。また、コレステロールの調整をするなど、糖尿病をはじめとする成人病も防いでいます。

こうした細胞レベルの複雑微妙な生体防御システムを活性化する力が、食物には備わっているのです。

この食物の持つ自然治癒力を活性化する側面にスポットを当て、学問として捉えたのが愛媛大学医学部・奥田拓道教授で、「機能栄養学」という新たな分野を開きました。

奥田教授の機能栄養学を、現代医学の治療現場で医師たちが使いこなすようになれば、袋小路に入ってしまった病む患者たちに満足感を与え、西洋医学にも風穴を開けられるのではないでしょうか。

こうした大自然の病院から得た食物の力を利用して自然治癒力を高める代替療法が、今後ますます見直されるに違いありません。

なぜなら、数十億年も生命が存在してきたのは、私たちが健康を維持するのに必要なものが、この地球に備わっていて、ちゃんと賄えているからです。

その恵みの一つが、これからご紹介する「ＬＭＣＰエキス」という健康食品です。

これは、中国医学をベースに漢方薬の処方に則って、水溶性シイタケ菌糸体エキス（ＬＭ）、ウコン（Ｃ）、田七人参（Ｐ）をブレンドした新しいタイプの健康食品で、ただ免疫力を高めるのではなく、神経系、内分泌系、代謝系、血管系と、すべてに働きかけて連携プレーがスムーズに行われて全身状態を整えるという、バランスを重視してつくられました。

これによって、弱っているところは強化され、強すぎてバランスが崩れているところは抑えられていきますので、正常に機能を果たすようになるのです。そして、私たちが本来持っている力が発揮できるように導かれた結果、さまざまな症状が改善されるのです。

健康食品もますます進化を遂げ、ブレンド効果や複合効果の時代に入ってきました。しかし、その一方では処方が適切であるかを求められてきます。

本物を見極め、病を克服していただくことを願って止みません。

体内ミネラル研究会

これでC型肝炎とたたかう!! 目次

第1章 なぜ肝硬変、肝ガンに移行するのか

第2章　ＬＭＣＰエキスって何？

第3章　複合効果でウイルスを排除

第1章

なぜ肝硬変、肝ガンに移行するのか

●肝臓ガン患者のほとんどがC型肝炎

◇急増する肝臓ガン

最近の統計によると、肝硬変を中心とする「慢性の肝疾患」は30～64歳の年齢層の死因順位（不慮の事故などは除く）の第4位、65～74歳の年齢層では第5位を占めています。さらに看過できない点は、死因の第2位（第1位が脳疾患、3位が心臓疾患）であるガンの中で肝臓ガンによる死亡者が、男性で約2万3000人、女性で約9000人に達していることです。

現在、肝疾患で死亡する人は年間4万人を超えており、そのうちの約3万人が肝臓ガンといわれているばかりか、この数字が増加傾向にあるということです。

肝臓ガンが他のガンと異なるのは、そのほとんどがB型肝炎ウイルス（HBV）ないしはC型肝炎ウイルス（HCV）の持続感染からくる慢性肝疾患（ほとんどが肝硬変）によって発生している点です。そして、その経過をみると肝硬変では年間約7%、慢性肝炎では約2%に肝臓ガンが発見されているのです。一見少ないように見えるこの数字は、例えば肝硬変患者を30万人、慢性肝炎患者を１５０万人として計算した場合、年間３万人の肝臓ガンが発生することになるのです。

しかも、注目すべき点は、その７～８割がＣ型慢性肝炎によるものということです。

それに加えて、最近社会問題にもなっている、80年代に止血剤として使用されていた血液製剤「フィブリノゲン」によってＣ型肝炎に感染し、キャリアとなって存在している人たちがどれほどいるか掴みきれていないのも、Ｃ型慢性肝炎患者を増加させる一つの要因となっています。

これは、まさに国民病といっても過言ではない多さなのです。

◇キャリアには症状が現れている場合と現れていない場合がある

キャリアとは、肝炎ウイルスの保有者のことですが、肝炎ウイルス自体は肝細胞を破壊しませんので、ウイルスとの共存関係が成り立ちます。

日本肝臓学会のデータでは、Ｃ型肝炎のキャリアを約２１５万人と推定しています。

Ｃ型肝炎のウイルス・キャリアには、すでに症状が現れて治療を受けている慢性肝炎の場合と、自覚症状のないまま社会に潜在している無症候性の場合があり、後者は献血者などのデータから38～72万人は存在すると推測されています。

無症候性キャリアは、C型肝炎ウイルスが体内にいるのに、自覚症状がなければ肝機能障害も起こしていない状態で、検査をするとウイルス抗体は陽性、GPT値は正常という結果が示されます。つまり、持続感染はあるけれど、肝臓に炎症がない人たちです。

しかし、体内には確かにC型肝炎ウイルスが住み続けているわけですから、将来はC型肝炎が慢性化し、肝硬変、肝臓ガンという経過をたどる危険があります。そのうえ、献血や人間ドックの経験がなければ本人は感染に気づいていませんので、感染源になる危険性までも持っているのです。

これが、C型肝炎の対応を難しくしている要因でもあります。

◇なぜC型慢性肝炎の治療が難しいのか

B型慢性肝炎の場合は、母子感染によってキャリアとなり、免疫システムが働きはじめた成人後に発症するケースがほとんどですが、これは1割程度です。大部分のキャリアは、思春期以降に体内にウイルスの中和抗体ができて自然治癒しており、無症候性キャリアとなって発症せずに一生を送る人もほんの一握りといわれています。

しかも、幻のウイルスといわれていたHBVの正体もほぼ解明されたことで、現在はワクチンやHBグロブリンによる予防法も確立され、新たな発生は激減しているということです。

また、成人になってから性交渉などで感染して急性肝炎にかかった場合も、キャリアとなって慢性肝炎に移行するケースは少ないとされています。

それに比べてC型慢性肝炎の場合は、感染してキャリアとなったり、急性肝炎が発症して慢性肝炎に移行する確率が極めて高いのです。これは、ウイルスの性格の違いによるもので、B型肝炎ウイルスの遺伝子が安定したDNAに対して、C型肝炎ウイルスは不安定なRNAだからです。

ウイルスの本体は核酸と呼ばれる物質でできていますが、これにはDNA（デオキシリボ核酸）とRNA（リボ核酸）の2種類あり、C型肝炎ウイルスのようにRNA型の場合はウイルスの表面に膜があり、その中にコアと呼ばれる芯のようなタンパク質があって、RNA核酸という遺伝子の塊が包まれています。

ウイルスは、単に遺伝子情報の塊ですから、細菌などのように自分では増殖できないため、体内に侵入すると細胞内に入り込んでそこを乗っ取り、ウイルスの製造工場に変えて自分と同じウイルスのコピーを大量に取りはじめます。その際、ミスコピー（遺伝子の一部が変異）があってもそのまま作業が続き、新しいウイルス（変異ウイルス）にどんどん変わっていくのです。

このようなことがものすごい勢いで行われていますから、ウイルスに対して免疫ができたり、薬剤が作用したとしても、しばらくすると新種のウイルスになっていて効果がなくなるのです。ＤＮＡウイルスに比べて、ＲＮＡウイルスは非常に不安定で突然変異を起こしやすいため、慢性化しやすく、ワクチンを作るのも難しいわけです。

これは、インフルエンザウイルスも同様で、未だに風邪の特効薬がないのも、このような理由からです。

さらに、Ｃ型肝炎ウイルスには6種類以上の遺伝子の型があり、1aと1b型、2aと2b型、3aとその他に大別され、日本人に最も多いのが1b型で全体の70%、次いで2a型が20%ですが、唯一の治療法といわれるインターフェロンが効きにくいのも1b型なのです。

これがまた、日本人のＣ型慢性肝炎治療を難しくし、蔓延させる状況を招いているわけです。

●放置しておくと進行を続けるC型慢性肝炎

◇肝炎が6ヵ月以上続くと慢性肝炎に

肝炎とは、肝臓全体に起こる炎症のことをいいます。肝炎が起こると、肝臓は赤みをおびて大きく腫れ、触ると痛みを感じます。急性肝炎ではこのような状態がはっきりと現れます。これを顕微鏡で見ると、ところどころで肝細胞が壊れている様子（肝細胞壊死）がみられ、その細胞のそばには必ずリンパ球が存在しています。

A型肝炎の場合は、RNAの遺伝子を持ちながらも非慢性型のウイルス感染症のため、感染直後の急性期の短い間には激しい症状が現れますが、肝炎ウイルスが消えると同時に病気も治り、慢性化したり再発することはありません。

一方、C型肝炎は慢性型のウイルスのため、感染時にはほとんど症状がないのに、肝炎ウイルスは体内に居すわっていますので、急性肝炎の多くがウイルス感染を持続して慢性肝炎に進行し、数十年という年月をかけて肝硬変へ進み、肝臓ガンが発生します。

同じウイルス性肝炎でも、このように肝炎ウイルスの性格の違いによって、炎症のパターンにも違いが出てきます。

慢性肝炎とは、急性肝炎の症状が出てから6ヵ月以上肝臓の機能が正常化せず、肝炎ウイルス陽性の状態が続くことをいいます。その特徴は、肝臓の組織に炎症細胞であるリンパ球の浸潤が起きていて、線維化と肝細胞の壊死がみられることです。（リンパ球は白血球の一種で、本来はリンパ節、脾臓、骨髄、血液中にあるもので、種類もいろいろありますが、細胞傷害性リンパ球が組織に出てくると、そこに炎症が起こります。そして、組織の中にリンパ球が出てくる状態をリンパ球浸潤といいます）

ウイルス性肝炎を、肝炎ウイルスが肝臓で増殖を続けて悪さをしていると思っている人が多いのですが、直接肝細胞を攻撃するわけではありません。肝炎ウイルスは、長期にわたって活動と休止を繰り返しながら、基本的には体の組織との共存を図ろうとします。けれども、ウイルスが活動期に入ると、体内の免疫システムが働いてウイルスを攻撃しはじめ、その際に感染している細胞も破壊してウイルスを排除しようとするのです。

その結果、ＧＯＴ、ＧＰＴといった肝細胞内にある酵素が血液中に溢れだして数値も高くなります。つまり、肝臓の炎症は免疫システムが働いている現れというわけです。

それと同時に、肝臓は自らの強力な再生力、修復力によって新しい細胞の再生に努め、欠落している部分を埋めようとします。しかし、ウイルスが活動と休止を繰り返すことで炎症が長期化し、肝臓の再生や修復作業が追いつかなくなって細胞をスムーズに元の状態に戻せなくなるのです。その結果、細胞の壊死する範囲が徐々に広がり、肝細胞がいびつな線維化から肝硬変に至るわけです。

しかも、B型肝炎ウイルスに比べてC型肝炎ウイルスによる慢性肝炎は、はっきりとした自覚症状が現れず、体がだるいとか発熱が続くといった風邪の症状に似ているために見逃されてしまうケースが多いのです。

発見が遅れれば遅れるほど、肝細胞の破壊が進んで治療も難しくなりますので、自分の肝炎の進行状態をしっかり把握して早めに手当てすることが重要です。

◇炎症と線維化をチェック

慢性肝炎が怖いのは、炎症が続くことでやがて肝硬変、さらに肝臓ガンが発生することですが、定期的に肝生検を受けることで炎症の活動性や線維化を知ることができます。

炎症の活動性は、Ａ０からＡ３までの４段階に分けられ、Ａ０は細胞の壊死や炎症がない状態、Ａ１は軽度の壊死と炎症がみられる状態、Ａ２は中等度の壊死や炎症がみられる状態、Ａ３は高度の壊死や炎症がみられる状態とされています。

線維化は、Ｆ０からＦ４までの５段階に分けられ、Ｆ０は線維化がない状態、Ｆ１は門脈域に線維性拡大がみられる状態、Ｆ２は線維性架橋形成の状態、Ｆ３は小葉のひずみを伴う線維性架橋形成の状態、Ｆ４は肝硬変とされています。（犬山シンポジウム記録刊行会編）

この二つをみながら、例えばＡ３、Ｆ３の状態では肝硬変直前である、というように判断されるわけです。

また、現在では慢性肝炎の進行状態を知り、その情報をもとに肝臓ガンになる確率を推計して予防できないかという研究もはじまっているそうですので、将来的には肝臓ガンが減少するかもしれません。

最近は、肝生検も超音波画像で監視しながら生検針を操作（超音波誘導下肝生検）するようになりましたので安全なうえ、引き金を引くだけで瞬時に組織を採取できる器具を使用しますから苦痛も減ってきたということです。

◇病期によってGOTとGPTの数値が変わることを知る

Ｃ型肝炎の大半が、肝機能検査のGOTとGPTの異常によって発見されています。この二つの検査値は、肝機能をみるうえでの指標となりセットにされますが、実は別個のものなのです。（最近、GOTをAST、GPTをALTと呼ぶ傾向にあり、国際的にも統一されつつあります）

健康な人の場合は、GOTのほうがGPTよりも高めですが、急性肝炎になるとGOTが最初に上昇し、それからGPTが上昇します。そして、病気が回復期に入るとGOTが下がりはじめ、遅れてGPTが下がるという経過をたどります。

慢性肝炎の場合は、大多数がGPTのほうが高くなりますが、肝炎が進行して線維化が進んで肝硬変に近づいてくると、GOTとGPTの数値の差が縮まってきます。

そして、肝硬変の場合はGOTとGPTの数値が逆転してGOTのほうが高くなり、なおかつ数値としてもそれほど高くないことから一見、快方に向かったように見えるため、肝炎が治ったと誤解する人が多いのです。

ＧＯＴが筋肉などに多く分布しているのに対して、ＧＰＴは他の臓器に比べて肝細胞に非常に多く分布していることから、肝炎をみるうえではＧＰＴのほうが信頼性が高いといわれています。それは、ＧＯＴは肝臓以外の臓器、例えば心筋梗塞などの異常も反映している可能性があるからです。

また、Ｃ型肝炎には肝硬変に進みやすく、慎重に対応しなければならない活動期があることも知っておく必要があります。これは、肝臓の炎症が急に強くなって検査数値や自覚症状、臨床症状などが急速に悪化する時期です。以前は、慢性非活動性肝炎と慢性活動性肝炎に分けられていましたが、現在は新しい診断基準によって先のような「壊死と炎症」と「線維化」の程度でみるようになりました。

例えば、ＧＯＴ、ＧＰＴが安定していたのに、だんだんと上昇して１００単位を超えたまま横ばい状態が続いた場合、血液検査を受けると肝炎が活発になり、血小板数が減って肝硬変に進行していることを示すことがあります。その目安として、日常生活が可能な状態なら非活動性、生活が制約される状態だと活動性、と考えることができます。

しかし、活動性肝炎になっても治療を受けて安静にしていることで、非活動性の状態に再び戻ることもあります。

このように、ＧＯＴとＧＰＴは進行具合によって細かく変化しますので、単に高い低いで一喜一憂することなく、その微妙な数値の変化を見逃さないようにして、病状を把握していることが、肝硬変を食い止める第一歩といえます。

●唯一の原因治療であるインターフェロンの有効率は３割

◇ウイルスの増殖を抑えるインターフェロン

インターフェロンとは、私たちの体に生来備わっている免疫システムの要ともいえる物質で、ウイルスに感染したとき体内でつくられるウイルス抑制因子のことをいいます。つまり、ウイルスを体から排除する働きをすることから、生体防御物質とか免疫刺激物質とも呼ばれ、ウイルスを抑える以外に免疫を調節する作用やガンを抑える作用のあることで知られています。

インターフェロンは、血液中でウイルスと出合っても直接は攻撃せず、肝臓の細胞内でウイルスの増殖を邪魔するだけです。

では、どのようにウイルスを抑えるかというと、インターフェロンはウイルスが感染している細胞のレセプター（受容体）に結合し、その情報を細胞核に伝えて3種類の酵素がつくられる手助けをします。これらの酵素がウイルスをコピーする場所に働きかけて、ウイルスが増えるのを抑えるのです。つまり、インターフェロンは感染し増殖している細胞内のウイルスだけに作用します。

インターフェロンによってつくられる物質の一つに、2－5オリゴアデニール合成酵素（2－5ＡＳ）と呼ばれる物質があります。これは、インターフェロンが体内で増えると細胞内に2－5ＡＳが増え、これが遺伝子から自分用のタンパク質をつくろうとするウイルスの働きを抑え込みます。ウイルス用のタンパク質ができなくなれば、当然ウイルスは増殖できませんから排除されるわけです。

インターフェロン療法は、これを外部から体内に入れて免疫力を高めることによって、ウイルスを排除しようというものです。

現在、Ｂ型慢性肝炎、Ｃ型慢性肝炎のいずれの治療にも用いられているインターフェロンは、白血球からつくられるα型（天然型と遺伝子組み換え型の2種類あり筋肉注射で投与）と、線維芽細胞からつくられるβ型（天然型のみで静脈注射）があります（保険が適用されるのは慢性肝炎のみ）が、誰でも受けられるというわけではなく、一定の条件を満たした場合に投与されます。

まず、治療前にアレルギーの有無をみるプリックテストと、健康保険適応の判定のための検査が行われ、それに通れば受けることができます。

このように、インターフェロンの作用だけを考えると実に理想的な薬で、肝炎ウイルスを駆逐して根治させる唯一の治療法なのですが、実際には期待するほどの成果が上がっていないというのが実情です。

◇副作用という大きな難点を抱えるインターフェロン療法

インターフェロン療法を受けた人たちが、口を揃えて訴えるのが副作用です。インターフェロンの種類を問わず、また症状の程度に個人差があるにしても、8割の人に現れています。これは、人工培養した医薬品である以上、治療を進めるうえでは避けて通れないものなのです。

もともとインターフェロンは、ウイルスやガンなどの外敵の侵入がきっかけで体内でつくられ、ウイルスなどを退治するように働くものです。

例えば、インフルエンザにかかったとき、高熱や頭痛、悪寒、倦怠感、筋肉痛、関節痛などが現れるのは、体内でできたインターフェロンがインフルエンザウイルスに攻撃をしかけている証でもあります。それが、慢性肝炎の治療のときには、自然につくられるインターフェロンの量よりもはるかに多い量が投与されるわけですから、それだけ副作用も激しくなります。

これを、インフルエンザに似た症状であることから「インフルエンザ様症状」ともいいます。こうした症状を、医師は「少し強い風邪が長引いたと思って頑張ってください」と説明しますが、患者にとっては食欲不振、体力減退、そして治療が進むにつれて起こる脱毛など、気が滅入る状態が続くことで心身ともに追い詰められていくことも少なくありません。

それでも、何とか耐え抜いて治療が成功すれば救われますが、効果が現れなかったら痛い思いをしただけです。

さらに、治療が長引くにつれて、より深刻な副作用が現れるケースもあります。ごく稀ではありますが、不眠に悩まされるようになり、焦燥感や不安感に襲われて思考能力が鈍った結果、うつ病になり、最悪の場合は自殺に至ることもあるのです。

また、間質性肝炎、甲状腺機能障害、不整脈などを引き起こすなど、症状によってはインターフェロン療法を中止することもあります。

基本的には6ヵ月間が投与期間ですので、その間ずっと副作用に悩まされ続けることになるわけですから、それに耐えられるだけの体力と気力が必要なのです。

◇インターフェロンの有効率は3割

どんな病気でも理想的な治療法は、病気の原因を取り除く根治療法ですが、現実には根治が難しく、病気の進行を遅らせたり、不快な症状を抑える対症療法を取らざるを得ない場合があります。

B型慢性肝炎やC型慢性肝炎の場合がまさにそれで、大多数の人が対症療法を受けているのが現状です。

インターフェロンという抗ウイルス薬があるのに、なぜ根治できないのでしょう。

それは、副作用という問題のほかに、先に説明したウイルスの型によって治療効果が違うからです。C型肝炎の場合は、日本人の7割を占めるといわれる1b型のウイルス遺伝子で、最もインターフェロンが効きにくいとされ、その有効率は3割と低いものです。もちろん、治療成績は病院によって差があるでしょうし、ウイルスの量や病態の進行状態にもよりますが、結果だけをみると根治療法の決定打にはなっていません。

しかし、最近はインターフェロン療法の新しい試みがいろいろと行われ、治療効果の向上が期待されているのも確かです。

それは、インターフェロンβを一日2回に分けて投与する方法、保険外診療の症例として再投与する方法、約1年にわたって長期投与するなどの方法です。また、抗ウイルス薬の「リバビリン」とインターフェロンとの併用でC型肝炎ウイルスの消失効果が高まるとして、欧米では実績を上げていることから日本でも期待が寄せられています。

このほかにも、インターフェロンと胃粘膜保護薬の「ポラプレジンク」との併用、あるいは免疫抑制薬との併用、肝臓疾患用薬の「アデラビン9号」との併用など、インターフェロンを単独使用せず、ほかの薬と併用して効果を上げる研究も進んでいます。

それでも、今のところ有効率が5割に至っていないようです。日本人の場合は、もともとインターフェロンが効きにくいということが根底にある以上、期待できないといわざるを得ないのです。

なお、B型肝炎ウイルスにも遺伝子の種類がいくつかありますが、幸い日本人に多い型がインターフェロン療法に有効とされていますし、自然に治癒する型でもあるため、高い治療効果を期待できます。

◇現在は対症療法としてインターフェロンを使用するのが主流

肝臓からウイルスを排除できなくても、うまく炎症を抑え続けることができれば慢性肝炎は進まないことから、現在は肝保護治療を中心とした対症療法を受けている人が大多数です。

インターフェロンも原因療法としては効果が低いものの、対症療法の立場からみると、これまで無効とされた「臨床的著効」や「一過性著効」でも炎症が抑えられていたことから、改善の効果はあったと考えるようになりました。

また、肝硬変の場合は受けられなかったインターフェロンを拡大治療する試みもなされるようになり、肝硬変や肝臓ガンの抑制に使用する研究も行われています。

いずれにせよ、もはやインターフェロンを根治療法と考える向きは薄れ、対症療法の一つと位置づける流れに変わってきているのです。したがって、極論は慢性肝炎を根治させる道がほぼ絶たれ、ウイルスと共存して騙し騙し生活するしか方法はないということになります。

現に、ほとんどの人が強力ネオミノファーゲンC（SNMC）やウルソ（ウルソデスオキシコール酸）、グリチロン錠（グリチルリチン製剤）、および小柴胡湯などの漢方薬の肝保護治療を受けており、相変わらず炎症の進行と線維化を予防しているのです。

最も多く使用されている強力ネオミノファーゲンCは、生薬の甘草から抽出したグリチルリチンとアミノ酸のシステインとグリシンで構成され、肝細胞の細胞膜を強化したり、ウイルスが感染した肝細胞の破壊を防ぐとされるほか、最近の研究ではインターフェロンを誘発する作用があるという報告もあります。

ただし、グリチルリチンはGOT、GPTの数値を下げるものの、使用を中止すると再び数値が上昇するため、その人の状態に合わせて毎日投与、あるいは週に3回というように様子をみながら投与しなければならないうえ、注射のため通院を強いられて日常生活が不自由になります。

●免疫機能の低下が肝硬変を招きやすくする

◇自覚症状がなかなか現れない肝硬変

慢性的な炎症が続いて肝細胞が破壊されると、生き残った細胞が破壊された組織を修復しようとするため、肝細胞の再生と線維の増加が起こり、結節状の塊を一面につくってしまいます。つまり、同じ場所で何度も工事を繰り返した結果、道路が傷んでデコボコになるのと同じように、破壊と修復が繰り返されると、本来は六角形をしている肝小葉（肝細胞の集団）の形が不規則に肥大して歪み、滑らかだった肝臓の表面がデコボコになってしまうのです。

肝硬変は、こうして肝臓の線維化が進み、肝臓全体が硬くなり、スジだらけになった状態をいいます。肝硬変になると、肝臓の内部の血液循環に異常が生じて肝臓の働きが果たせなくなります。硬化した肝臓には血液が流れにくくなるため、肝臓に流れ込めない血液が、他の場所にバイパスをつくって流れようとします。この現れの一つが、食道静脈瘤です。

肝細胞は、破壊されても炎症が一時的なものであれば、再生と線維の増生も一過性で終わりますが、炎症が慢性化すると肝硬変を招きます。

ところが、厄介なことに肝臓には「代償能」という機能が備わっていて、肝臓の一部に障害が起こっても残りの部分がカバーして働くため、肝硬変になっても初期の頃はきちんと働いていますから自覚症状が現れないのです。この状態を「代償期肝硬変」といって、我慢強く沈黙の臓器であるがゆえに病状を進行させてしまうという、裏目に出ることのある機能でもあります。

その後、病気が進行して代償的に働く肝細胞が不足して「非代償期肝硬変」の段階に入り、ようやく自覚症状が現れはじめます。

しかし、肝硬変になってしまっても、それ以上進行しないように治療することで、残りの肝機能を大事に使えば維持できるので、生命活動には問題ないとされてきました。それでも、実際にはC型慢性肝炎から肝硬変に、そして肝臓ガンへと進行する人が後を絶たないのですから、やはり対症療法に限界のあることは否めません。

肝臓の線維化は、血液検査で知ることができますので、自分でもチェックする習慣をつけることが重要です。

まず、末梢血（赤血球、ヘモグロビン、白血球、血小板など）は肝臓の線維化が進むにつれて、数が減少してきます。特に関係が深いのが白血球と血小板で、1マイクロリットルの血液中に血小板が10万以下になると、肝硬変への進行が疑われます。また、アルブミンは線維化が進むと急に減少するほか、総コレステロール、コリンエステラーゼも減少します。そして、先にも説明したように、GPTのほうが高かったのが逆転してGOTが徐々に上昇し、高くなったら要注意です。

検査数値に振り回されるのはよくありませんが、C型慢性肝炎は活動性肝炎、代償期肝硬変、非代償期肝硬変と進行し続ける病気ですから、自分が今どの状態にいるのか、その経過を把握することが大切なのです。

◇免疫力の差が慢性肝炎の進行を左右する

C型肝炎に冒されて、慢性化する人としない人、肝硬変や肝臓ガンに移行してしまう人としない人がいるのは、なぜでしょう。

それが、免疫力の差なのです。

免疫力とは、ウイルスなどの外敵に対抗して体を守ろうとする本来人間に備わっている力をいいます。外敵を排除する免疫システムを支える細胞や物質には、リンパ球、マクロファージ、インターフェロンなどのサイトカイン、白血球、免疫グロブリン（抗体）などがあり、これらを活性化することで免疫力は高まり、ウイルスなどを排除することができるのです。反対に、免疫力が低下してウイルスが感染部で増殖してしまうと、治る病気も治らなくなって症状が悪化してしまいます。

したがって、慢性肝炎を悪化させないためには、免疫力を高めておくことが大切です。特に、ウイルスに有効な薬がない以上は、肝炎ウイルスに応戦してくれるのは免疫しかありません。

では、どのように免疫力を高めれば良いのでしょう。

そこで、注目されているのが「ＢＲＭ（免疫調整物質）」です。ＢＲＭは、それ自体ではウイルスなどの病原体にほとんど効果を示しませんが、生体の免疫系に作用してさまざまな方向に活性化して作用をもたらす物質のことをいいます。主に免疫細胞であるマクロファージやリンパ球に作用し、インターフェロンなどのサイトカイン（免疫刺激物質）を産生させる働きをしていることから、ウイルス性肝炎にも効果を発揮するといわれています。

肝臓に炎症が起きているということは、そこには免疫システムによってリンパ球などの免疫細胞が集まって闘っていることを意味しますので、免疫力を高めればさらにリンパ球などが活性化して早く炎症を鎮めることができるのです。つまり、ＢＲＭがインターフェロンなどを刺激して分泌を促し、分泌された多くのインターフェロンがリンパ球などの免疫細胞を活性化して機能を高めた結果、免疫力がアップしてウイルスを攻撃し、鎮静化を図るという仕組みです。

ここで分泌されるインターフェロンは、もちろん自分自身がつくりだした自然の物質ですから一番体に合っており、激しい副作用が起きるはずはありません。しかも、ＢＲＭは体内にある免疫力を広範囲にわたって穏やかに刺激して助けるという作用の仕方をしますので、安全性も高いとされています。

免疫力を高めると、なぜ慢性肝炎が改善されるのか、これでお分かりになったのではないでしょうか。単に炎症を抑えて肝炎の進行を阻止するだけではなく、ウイルスそのものを排除して根治させる可能性も秘めているのです。

これが、ひいては肝硬変を食い止め、肝臓ガンにならないようにする方法であるうえ、私たちが日常生活の中で取り組める身近かな予防策といえます。

では、ＢＲＭ作用のあるものに何があるかというと、漢方薬やキノコ類などです。免疫力を高める働きをすることから、慢性肝炎だけではなくガンなどにも有効といわれ、注目されているのです。

●いつ悪化するともしれない不安やストレスが症状を進行させる

「病は気から」というように、本当に気の持ちようで体調は良くも悪くもなるのです。実際に、プラセボ（ニセ薬）効果といって、効用のない薬でも「よく効きますよ」と言って与えると、本当に病気が快方に向かうことがよくあります。プラセボ効果だけでも30～40％の人の症状が改善すると、数々の実験によって実証されているほど、心が治癒力を誘発するものなのです。

例えば、最愛の人を亡くした人のリンパ球の数を調べてみると、機能の低下が顕著に表れていたといいます。微妙な心の変化が、神経系から免疫系に伝わっているということです。その結果、病原体への抵抗力も弱まり、さまざまな病気を誘発してしまうのです。

特に肝臓は、免疫力と密接な関係がありますからストレスの影響を受けやすく、クヨクヨしたりイライラすると炎症を長引かせてしまう危険性があります。したがって、慢性肝炎の克服に欠かせない免疫力は、ストレスなどの精神的影響を強く受けるものですから、不安な気持ちを持たず、常に前向きでいることが大事なのです。

ポジティブな感情が免疫細胞を活性化することは、「生きがい療法」で知られる柴田病院（岡山県）の伊丹仁朗医師がガン患者を対象にして行った「笑いとＮＫ（ナチュラルキラー）細胞の活性度」をはじめ、多数の実験でも証明されています。

そこで、ガンなどの治療にも「免疫療法」という免疫力を高めて病気を克服する治療法が行われているわけです。

そして、その免疫療法と同じような働きをしているのが健康食品です。

西洋医学に携わる人や健康食品に懐疑的な人は、健康食品の効き目をプラセボ効果だといいます。けれども、治療にプラセボ効果をうまく利用することは悪いことではなく、効くと信じて飲んだ薬ほど薬理作用以上の効果を発揮することができるのです。

しかし、健康食品は単なるプラセボ効果ではなく、病院での治療がうまくいかない患者にとって、気持ちを立て直すきっかけとなる大事な効果をもたらすのです。まず、健康食品を飲んで不快な症状が消えたり、体調が良くなると気持ちもラクになって心に余裕が出てきます。すると、病気のことばかりを考える生活から抜け出せ、「治る」という前向きな気持ちを持って日常生活を楽しむようになります。

その結果、免疫力が高まり、やる気ホルモンが分泌されたり、自律神経のバランスがとれて不眠症が改善するなど、精神的ストレスも緩和されていきます。

このように、免疫系だけではなく神経系や血管系、内分泌系などの機能も活性化されれば、ますます体は回復に向かい、やがて治癒するということです。

第2章

LMCPエキスって何？

●ブレンド効果の不思議

◇漢方薬にみる組み合わせの妙

「なにも足さない、なにも引かない」というウイスキーの名キャッチフレーズがありますが、生薬の世界では「なにかを足す、なにかと組み合わせる」というブレンドの発想が根底にあります。

生薬には多くの成分が含まれていて、その中で相互に助長し合い、あるいは抑制し合って常にバランスを保つ傾向にあります。けれども、単体の場合にはどうしても薬効に限界があり、効き目にも偏りがあるため、いくつかの生薬を組み合わせることでさらにバランスを整え、なおかつ特殊な薬効を引き出すように処方されます。

現代医学でも医薬品は単一の化学成分、あるいはそれに近いものの薬理作用を中心にして補助的な薬品を組み合わせたり、抗ガン剤の多剤併用法のように薬効の異なる成分を数種類混ぜて使うことがよくあります。しかし、中医学の場合は、組み合わせそのものが効力をもっており、その中のどれが特別に効くという作用の仕方ではないのです。

これは、いくつかの薬理作用を加えた「足し算」の効果ではなく、何種類も加えて服用すると、効き目が強くなりながらも副作用は抑える、さらにまったく別の新たな薬効が生まれる、という「掛け算」の効果が現れるということです。これが「ブレンド効果」の不思議さであり、複雑さなのです。

普通、ある純粋な医薬品（単品という）に別の成分をブレンドすると、それぞれの薬理作用が現れます。例えば、カゼ薬として咳を止めるエフェドリンと解熱剤のアスピリンを混合して投与した場合、両方の薬理作用を示します。これは、単なる混合です。

ところが、咳を止める作用のある麻黄《まおう》という漢方薬にはエフェドリンを含んでいますが、天然物ですから多数の成分が入っています。そのため、麻黄という植物の成分すべてとの複合効果によって、エフェドリンの薬理作用とは異なる効果を発揮するのです。

また、それは服用する人の状態によっても効果を変化させます。一般に、単一成分の場合はそのまま吸収されますが、天然物の場合は消化吸収が行われ、患者の消化機能の状態によって吸収性に変化が生じるというのです。

これが、薬効のある天然物の植物を丸ごと用いた場合と、単一化学薬品との大きな相違点といえます。

◇ブレンド効果を発揮する組み合わせの法則

中医学では、生命は「気・血・水」の三つの要素の活動からなり、すべての病はこれらのバランスが崩れることに起因すると考えられています。気を「陽気」と、血・水を「陰液」と呼びます。

「気」は人体すべての生理機能を動かす生命エネルギーであり、「血（血液）」と「水（体液やリンパ液）」を循環させる原動力となり、正常な人は陽気と陰液のバランスがとれて充実しているから病気は発生しないとされています。

したがって、病気の原因（邪気）に対して自然治癒力を良好に働かせるためには、新陳代謝や体の抵抗力、体のバランス（恒常性）を維持する機能などを正常にしなければなりません。そのためには、気・血・水の量的バランスと循環を整えることが必須条件となるのです。つまり、私たちの体は自律神経の交感神経と副交感神経、血液の酸・アルカリの状態、善玉コレステロールと悪玉コレステロール、腸内細菌の善玉と悪玉菌、ミネラルバランスなど、多くの機能のバランスが調整されることで免疫系、神経系、血管系、内分泌系、代謝系が連動して働き、健康が維持されているということです。

しかし、日常生活の中で「陽気と陰液」は常に生理的な範囲で変動していて、ちょうど起き上がり小法師のようにゆらゆらと揺らいでいます。正常の範囲内であれば、倒れても底にある重りの力ですぐに起き上がってきますが、最愛の人を亡くすなど強烈なショックや何らかの原因でこの変動が範囲を超えてしまうと、自らの力では起き上がれず病気を発生させてしまうと考えられています。

この起き上がる力の原動力が自然治癒力で、起き上がる重りにあたるのが免疫力です。つまり、重りが重いほど倒れにくく、また大きく倒れてもすぐに起き上がれるというわけです。

そこで、陽気や陰液のバランスをとるために、不足があればそれを補い、過剰な場合は取り除くような生薬を組み合わせて処方されます。この組み合わせを間違えると、お互いの薬効を相殺して副作用さえ強める危険性があるのです。

そのブレンドの方法は、「気・血・水」のそれぞれの作用をもつ生薬がバランス良く含まれていることです。これらが整っていれば足りない部分は補われ、過剰な部分は排出されて生理機能が正常に働くようになり、免疫系だけではなく血管系、神経系、内分泌系、代謝系の連携プレーで自然治癒力が高まるとされています。

●ＬＭＣＰエキスのブレンドは漢方薬の処方と合致する

◇「気・血・水」が揃ったバランスの良い組み合わせ

最近は、数種類のキノコ類をブレンドして複合薬理効果を狙った健康食品が多数開発されていますが、その組み合わせの根拠が明確にされておりません。「良いものと良いものをブレンドすれば、もっと良いものになる」という理論が、薬効をもつものの場合にはあてはまらないのです。先に説明したようにその作用は大変複雑なうえ、効き方には個人差があるため、現代医学のような足し算式の回答は出ませんから、組み合わせを間違えると逆効果になることもあります。

ところが、健康食品の中にも中医学の理論を取り入れ、その法則に沿ってブレンドしたものがあるのです。

それが、『ＬＭＣＰエキス』です。

これは、「水溶性シイタケ菌糸体エキス」に、「ウコン」と「田七人参」をブレンドしたもので、「気・血・水」の三つが整った理想的な健康食品といえます。水溶性シイタケ菌糸体エキスが「水」にあたり、ウコンが「気」、田七人参が「血」に相当します。

また、中医学で病気の性質を診る指標となる「寒熱温涼」のバランスもとれているのです。寒は、その薬を服用すると熱をとる働きがあることを示し、涼はその作用がやや弱いこと。反対に熱は、温める作用の強いもので、温は穏やかなものです。したがって、冷え性の人には熱や温の性質のものを処方し、逆に寒のものを与えると症状を悪化させてしまうのです。

どんなに薬効が優れているものであっても、その人の性質に合わない飲み方をしてしまうと、症状の改善は望めないということです。

さて、『ＬＭＣＰエキス』の場合は、ウコンが「寒」にあたり、田七人参が「温」、そして水溶性シイタケ菌糸体エキスが「平」でどちらでもない状態にあてはまります。

これを現代医学の足し算的に考えると、「寒＋温＋平」ではゼロになってしまうはずですが、漢方薬の作用は全身のバランスをとるように促進と抑制が行われますので、「弱ければ補い、余分なら捨てる」ように働き、冷え性の人には「温」を補い「寒」は捨てて正常に導くのです。ただし、これはブレンドした場合の作用であって、「寒」のものを単体でとると冷え性を悪化させる可能性があります。

また、「寒」と「温」という逆のものを組み合わせると、かえって活性化するのが漢方薬の奥深さでもあるのです。

このように、『ＬＭＣＰエキス』は漢方薬の処方に則った組み合わせをすることで、弱っている部分だけを治すのではなく、全身状態のバランスを整えながら病巣部を治癒させる力を強めました。

◇なぜウコンと田七人参がブレンドされたのか

中国の明時代に李時珍によって編纂された『本草綱目』は、現代にも通じる優れた薬学書として日本の薬学界にも大きな影響を与えています。それは、単なる古書ではなく、現在使用されている生薬のほとんどがここに記されているばかりか、その信憑性が確かなものであり、中国の長い歴史の中で経験的に体得した薬効が、現代科学によって立証されているからです。

その『本草綱目』に、シイタケは「上薬」、ウコンは「中薬」、田七人参は「上薬」として記載されています。

生薬は、その毒性に基づいて上薬、中薬、下薬の3ランクに分けられており、この分け方は『神農本草経』の分類法がベースになっています。

上薬は、命を養う神仙薬のことをいいます。無毒で長期間服用しても副作用がなく、身を軽くし、元気が増し、老化を防ぎ、寿命を伸ばす薬効のあるものとされています。

中薬は、毒性は少ないのですが、多めに飲んだり長期間服用すると副作用の心配があるため、使用を間違えないようにしなければならないもの。

下薬は、病気を治す効果が強く副作用を伴うため、使い方には注意が必要なもの。

このように分類されているものを組み合わせることによって、副作用を軽減させながら病気の原因と体の治癒力に働きかける漢方薬がつくられています。

『ＬＭＣＰエキス』もまた、その理論にしたがって水溶性シイタケ菌糸体エキスをパワーアップする組み合わせを『本草綱目』に求めました。そこで、試行錯誤の末にたどり着いたのが「ウコン」と「田七人参」を加えることだったのです。

この組み合わせは、中国の伝統医学に裏付けされた最高のブレンド法ですので、お互いの薬効を引き出しながら、しかも調整してバランスをとり合うことで全身状態の回復を目指すのです。

●柱となる「水溶性シイタケ菌糸体エキス」

◇水溶性シイタケ菌糸体エキスとは

シイタケ菌糸体エキスに、多数の天然ミネラルがバランス良く入っているスーパーミネラル水を加えたのが、水溶性シイタケ菌糸体エキスです。

シイタケがさまざまな症状や病気に効果があることは、これまでの多くの研究で証明されていますが、私たちが普段食べているシイタケよりも、実は菌糸体のほうに栄養素が凝集されているのです。

キノコは、傘の下から子孫を残すためにたくさんの胞子を飛ばします。そして、飛んでいった胞子が枯れ木などに付着して発芽すると繊細な糸状の菌糸を伸ばし、やがて菌糸の集まった菌糸体を形成します。つまり、菌糸体は植物の根にあたる部分で、枯れ木の栄養や水分を吸い取り、溜め込んでいる母体にあたるのです。そして、これが成長してシイタケになりますから、私たちが食べているのは子実体という子供にあたる部分です。

菌糸体には、これからキノコになるべく栄養素をたっぷり含んでおり、この最も活力のみなぎった強靱な生命力をもった状態のときにエキスを抽出したのが、シイタケ菌糸体エキスで、食べるシイタケの何倍もの栄養成分を含んでいます。

しかし、通常はホダ木という15～20年育ったクリやシイ、クヌギなどの木を短く切り、そこにシイタケ菌を植えつけて栽培しますので、これでは菌糸がホダ木の中に伸びてしまって抽出できません。そこで、バガスというサトウキビの繊維と脱脂米ヌカを混ぜた培地で育て、培地の栄養も十分に吸収させてから培地ごと破砕してエキスを抽出します。そのとき、特殊な酵素を加えることで有効成分が代謝物とともに抽出され、変性したリグニン、多糖、タンパク質、無機イオンなどが複雑に結合した高分子化合物となって、子実体とは異なる成分を獲得するのです。

このシイタケ菌糸体エキスには、免疫調節作用、抗腫瘍作用、抗ウイルス作用、抗アレルギー作用、抗コレステロール作用など多数の機能性があり、各大学や研究機関によっても明らかにされている薬効です。

これだけでも十分に効果を発揮するものですが、さらに体内での吸収率をアップするとともに、即効性を得るために加えられたのがスーパーミネラルです。

ミネラルは、体内の酵素（化学反応を促進する物質）と結合して活性化させ、食事で摂った栄養素を吸収しやすい成分に作り替える手助けをしていますので、不足すると酵素が働けなくなって生理機能を低下させてしまいます。一つでも酵素が欠けるとさまざまな病気を引き起こしますから、生命現象に関わる重要な栄養素でもあるのです。

しかし、体内には数千とも数万ともいわれる酵素が存在しており、それらのすべてを活性化するには多数のミネラルが必要となります。たった数種類の偏ったミネラルでは対応できません。

そこで、イオン化（完全に溶解した状態）した多数の天然ミネラルがバランス良く含まれているスーパーミネラルをプラスすることで、シイタケ菌糸体エキスがより作用しやすい体内環境を整えるのです。

これによって水溶性シイタケ菌糸体エキスが、病気や老化によって十分に吸収できなくなっていた栄養素を取り入れられるようになり、細胞の最深部にまで行き渡るようになりました。その結果、細胞全体が正常な秩序を回復し、新陳代謝が活発になって症状の改善が早期に現れるようになったのです。

◇ウイルスを抑える作用が臨床実験で明らかに

シイタケ菌糸体エキスには副作用がなく、ウイルスを抑える作用のあることが多数の学会発表や研究論文でも明らかにされています。高齢であったり、他の病気を併発している、あるいは肝硬変になっているなどの理由からインターフェロン治療を受けられなかった人が、シイタケ菌糸体エキスを飲用した後、肝機能が改善、肝炎の進行が抑制、ウイルス量が減少、陰性化、セロコンバージョンできたなど、多くの実績を上げているのです。

例えば、何の治療も受けていないＣ型慢性肝炎の患者に、シイタケ菌糸体エキスを一日３グラムずつ２週間連続投与した後、ＨＣＶ-ＲＮＡを測定したところ、顕著にウイルス量が激変していたことが分かりました。しかし、その後一日１・８グラムに減らすと１ヵ月後には元の状態に戻ってしまったため、再度３グラムに戻すと再びウイルス量が減少傾向を示したといいます。それと同時に、ＧＯＴ、ＧＰＴも徐々に下降しはじめ、正常値に近いところまで下がったということです。

これによって、シイタケ菌糸体エキスに抗ウイルス作用のあることが確認されたうえ、効果を得るにはある程度の量を継続して摂取する必要のあることも分かったのです。

また、Ｂ型肝炎については「第一回日本代替医療学会学術集会」において、興味深い研究発表がありました。それは、Ｂ型肝炎の患者にシイタケ菌糸体エキスを一日6包飲用してもらい、飲んだ後で定期的に血清生化学的検査とＨＢＶマーカーを調べたところ、肝機能が顕著に改善されていたことが確認されたほか、血清中のＤＮＡポリメラーゼ活性の低下もみられたといいます。さらに、検査を行った58名中42名はＨＢｅ抗原が陽性から陰性に、そのうち9名はＨＢｅ抗体が陽性に転換（セロコンバージョン）したということでした。

検査を行った医師によると、ＧＯＴ、ＧＰＴの低下や自覚症状の改善など、臨床的に有効や好転を含めると70％以上の有効率となり、これは驚異的な結果であると報告していたといいます。

もちろん、これには悪化したり副作用が出た人は一人もいなかったことから、その安全性の確かさも証明されました。

さらに、インターフェロンとシイタケ菌糸体エキスを併用すると、副作用が軽減されたうえ、インターフェロン自体の効果を最大限に高めたという報告もあります。Ｃ型肝炎の場合は、インターフェロンや投薬と併用しながらシイタケ菌糸体エキスのもつ免疫賦活作用をうまく利用して回復に導く方法もあるのです。

それは、薬を解毒する働きをもつ肝臓を保護して二次的障害を予防するうえでも、肝細胞の保護と強化作用のあるシイタケ菌糸体エキスが大変有効だからです。

このように、もともとシイタケ菌糸体エキスには抗ウイルス作用や肝細胞保護作用などがあるのですが、スーパーミネラルが加わった水溶性シイタケ菌糸体エキスには、ミネラルのもつ新たな作用によって、体内で産生されるインターフェロンの分泌を高める効果を獲得したほか、肝臓の酵素を活性化して肝細胞保護作用もパワーアップしたのです。

ところが、さらにウコンと田七人参が加わったことで、その効果がどれほど高まるかはこれから実感できるのではないでしょうか。

●肝臓薬の代名詞になっている「ウコン」の肝機能強化作用

◇琉球王朝の専売品だった貴重なウコン

今でこそウコンの名が知られるようになりましたが、一般にはターメリックといったほうがピンとくるのではないでしょうか。私たちの大好きなカレーの黄色、タクアンの黄色の正体こそが、実はターメリックことウコンなのです。

ウコンは、ショウガ科の植物で、原産地は熱帯アジア・インドです。明の時代に中国に入り、明から交易のあった琉球王朝に伝わって、今日では台湾をはじめ、沖縄、種子島、屋久島、奄美大島などで栽培されています。

かつて琉球王朝では、砂糖と並ぶほどウコンは貴重品扱いされ、専売制度が敷かれていたといいます。その理由は定かではありませんが、ウコンのもつ優れた薬効と、食用や染料など利用範囲が広かったことで必要性も高く、王府の財源を確保するうえでは最適のものだったからというのが大方の見方です。

そのため、厳重な警戒のもとで栽培されていましたが、その目をぬってご禁制のウコンを掘り起こして自分の畑に植え、自家薬としていた人々もいたといいます。危険を犯しても手に入れたいほど、ウコンの薬効は高かったのです。

当時の資料によると、琉球王朝から薩摩藩には価格の1・7倍、関西方面には30倍以上の高値でウコンが取り引きされていたようです。

また、さらに歴史をさかのぼると卑弥呼が中国の王に献上したという記録があるほど、古くからウコンは利用されていたといいます。

ウコンは、花を咲かせる時期によって春ウコン（ピンクの花）と秋ウコン（白い花）、そしてガジュツの3種類あり、それぞれの薬効には微妙に違いがあります。特に注目されているのが、クルクミンという黄色い色素の含有量の多い「秋ウコン」です。このクルクミンにこそ、さまざまな薬効が隠されているからです。

クルクミンには、肝機能障害や血行障害の改善、抗ガン作用、強い抗酸化作用などがあり、その裏付けとなる研究報告が次々にされています。

しかし、「良薬、口に苦し」というように、ウコンには苦みと特有の臭いを有する精油成分が含まれているため、飲みにくいという難点があるほか、その強い油性から水に溶けない性質が加工しづらくしていました。

そこで、最先端技術「超臨界ガス抽出法」を導入してウコンを飲みやすく、また手軽に利用できるように苦みと臭い成分である精油だけを取り除くことに成功し、水に溶けない不要成分だけを除去することができたのです。これによって、利用範囲も飛躍的に広がりました。

この水に溶けやすいウコンが、『ＬＭＣＰエキス』に加わったのです。

◇肝細胞を活性化して肝機能を高める

沖縄では、ウコンを飲むと肝臓が丈夫になってお酒をたくさん飲むようになるため「酒飲みにはウッチン（ウコン）を飲ますな」と、古くから言い伝えられたほど、その効果は経験的に知られていました。

それが、最近の研究で科学的に裏付けられ、肝臓病に良いだけではなく、抗ガン作用も認められたことから「ガン克服新10ヵ年計画」というガン予防の国家プロジェクトにも組み込まれるなど、大がかりな研究が展開されています。

しかし、ウコンはやはり肝臓病の救世主としての役目が大きいようです。

ウコンに含まれるクルクミンという成分には、優れた肝機能改善効果があるからです。それは、東京薬科大学の糸川教授らが行ったマウスによる実験で、胆汁の分泌を促進することが明らかにされたことがはじまりといわれています。

胆汁は、肝臓でつくられるものですから、その分泌が多くなるということは、肝細胞の働きが高まっていることを意味するからで、その作用は肝炎の治療薬である「ウルソ」に似ているというのです。

「ウルソ」は、ご存じの通り胆汁の分泌を促進させて肝機能を活性化する薬で、胆石症の胆石融解剤として、また慢性肝炎や肝硬変に対して用いられていますが、ウコンにも同じ薬理作用が認められたというわけです。

また、肝機能の解毒作用を強化して、アルコールの分解を活発にすることからアルコール性肝疾患にも有効であることが明らかにされたうえ、東北大学の曳野教授が「クルクミンが肝炎に有効に作用した」と臨床発表するなど、次々と肝疾患の有効性が立証されてきたのです。

琉球大学医学部保健栄養学教室においても、四塩化炭素で急性の肝障害を起こさせたラットに、ウコンの粉末およびウコンから抽出したクルクミンを投与したところ、ＧＯＴが無投与のラットと比較して顕著に低下したことが認められるなど、肝細胞の炎症を抑える作用もあることが証明されました。

このほか、名古屋大学の大沢教授らの研究では、クルクミンを経口摂取すると腸管で吸収される際にテトラヒドロクルクミンという強力な抗酸化物質に変わることが確認され、生活習慣病などすべての病気の元凶といわれる活性酸素の生成を抑制する作用も、ウコンにはあることが突き止められています。

このように、ウコンも水溶性シイタケ菌糸体エキス同様、肝臓を守るとともに機能を強化しますので、『ＬＭＣＰエキス』の肝機能障害における改善効果もブレンド効果によって高まったのです。

●漢方のインターフェロンと呼ばれる「田七人参」

◇門外不出の万能秘薬

田七人参は、ウコギ科の多年草植物の根で、種まきから収穫までに3～7年もかかるため、「三七人参」とも呼ばれています。原産地である中国雲南省東南地方は、日本の気候風土とよく似ていることから「自分の育った場所のものを食べていれば病気にならない」とする中国の考え方からすると、日本人の体質にも合う食品であり、実際に漢方薬の中では特に日本人に好まれているものです。

古来、不老長寿の秘薬として尊ばれてきたのは、その希少性に加えて、大地の恵みをふんだんに吸収して育った田七人参の薬効が、お金にも換えられないほど貴重だったからでした。当時は「金不換」と呼ばれていたといいます。

そのわりに、最近まで日本では朝鮮人参などに比べて馴染みがなかったのはなぜでしょう。それは、朝鮮人参をはじめとする薬用人参が、中国や朝鮮、日本でも広く生産されてきたため、手に入りやすい漢方薬として定着していたからです。

それに引き換え田七人参は、中国でしか産出しない貴重品で、自家栽培も思うようにできなかった経緯があります。それゆえに、時の政府は他国への流出を警戒し、長い間、門外不出の政策をとっていたのです。

しかし、現在は中国の解放政策が進み、自家栽培技術も進歩したことで、日本にも輸出されるようになりました。

ところが、ひと口に田七人参といっても、大自然の成分を吸収しているだけに、自然環境に大きく左右され、品質や薬効にはばらつきがあるのです。最高の品質をつくる条件として、標高８００ｍ以上の高地で、昼夜の温度差が激しいこと。そして、日中に太陽が当たりにくくて湿度が高い、さらに強アルカリの土壌である環境が上げられています。

中国では、国家医薬管理局によって漢方素材規格基準が定められていて、１等級品から13等級品まで細かくランク分けして品質管理をしています。もちろん、等級が上がるほど品質が良いのですが、それに比例して薬効も高くなります。1等級品ともなれば、政府要人や軍関係者に対してしか使われないという、まさに医薬品扱いの極上品です。

そのようなランクの高い田七人参が、規制の厳しい日本にも特別な条件のもとで輸入されているからこそ、私たちはその恩恵を受けることができるのです。

田七人参には、万能薬といわれるほど多くの薬効があり、滋養強壮、疲労回復、血圧調整、狭心症、脳出血、自律神経失調症、減肥などが一般には知られていますが、近年の研究で田七人参に含まれる「ケトン」という成分に、狭心症など冠状動脈疾患を改善する効果のあることが明らかにされています。

また、朝鮮人参の数倍も含んでいる10種類以上の「サポニン」（配糖体）に、血中コレステロールの低下、活性酸素の除去、免疫増強、核酸の合成促進、血糖値の改善などの効果のあることも分かってきました。中でも、「ジンセノサイド」というサポニンが、ガンに効果を発揮することが最近になって解明されたことで、田七人参の抗ガン効果に注目が集まっています。

◇肝細胞の破壊を阻止して肝炎の進行を食い止める

漢方薬に詳しい人なら、肝硬変や肝臓ガンの特効薬として世界中に知られている中国製剤「片仔癀《へんしこう》」をご存じのことでしょう。しかし、残念ながら日本では手に入れることができません。それは、「片仔癀」に含まれている素材の中に、ワシントン条約で禁止されている麝香《じゃこう》が使われているからですが、その成分の8割以上が実は田七人参が占めているのです。つまり、その効果の源は田七人参だということです。

何といっても、田七人参は「漢方のインターフェロン」という異名を持つ生薬で、体内のインターフェロン産生を増強する働きがあるのです。ところが、ほかにも肝臓の糖代謝を円滑にする働きや、肝臓に張りめぐらされた微細血管の循環を促進して血行を改善する作用があり、肝臓病の指標となるＧＯＴ、ＧＰＴの数値を下げることが、中国での臨床実験でも明らかにされています。

肝細胞が破壊されてくると、ＧＯＴ、ＧＰＴという酵素が血液中に出てくるため血中の数値が上昇するのですから、この数値が下がるということは肝臓の炎症が治まり、破壊が抑えられたことを意味します。

また、日本でも独自のフードダイナミックス理論によって医療に取り組んでいる重野哲寛医師の臨床研究によると、田七人参は低血圧ぎみの人が飲用した場合は無気力状態から脱し、高血圧の人が飲用した場合は血圧が降下するという作用を併せ持ち、慢性肝炎や肝硬変ではGOT、GPT値が低下、慢性腎炎では尿の潜血反応が陰性化するなどの効果があるとしています。

しかし、田七人参の最大の作用は血液を浄化することにあり、ドロドロ血で血行の悪い状態から、サラサラ血にして血流をスムーズするという健康にかかわる根本に作用する力があるのです。そこで、循環器系の疾患に効果を発揮するのはもちろん、肝臓も血管の塊で「血液のプール」といわれている臓器ですから、血流障害が改善されることで肝機能にも大きく影響してきます。

こうして、田七人参は水溶性シイタケ菌糸体エキスとは異なる作用のしかたで肝炎を改善する力をもっていますので、『LMCPエキス』となってウコンの作用も加わり、慢性肝炎を確実に治癒へ導くのです。

●さらなる機能性を獲得した『LMCPエキス』

人間の体を機械のように機能部品の集合体としてみる現代医学は、あまりにも細分化されすぎて全身をみて治すことが難しい状況にあります。特定の病変には鋭い切れ味をみせる化学薬品にしても、正常な細胞や臓器にダメージを与え、私たちが本来もっている自然治癒力を阻害する危険さえはらんでいて、「医原病」という言葉があるように薬が生体機能の微妙なバランスを崩し、かえって病気を作りだすことにもなっています。

それとは逆に、天然の食材がもつ「癒しの力」は細胞レベルの精緻なもので、それが生体機能の複雑な連携プレーのもとで行われますから、薬とは異なった大きな作用を及ぼします。

すべての病気に必要とされる免疫力にしても、単にそれだけを高めたところで病状の改善は望めません。栄養の吸収が悪かったり、腸内環境が不健全であったり、組織の血行が悪くて新陳代謝が低下した状態では、いくら免疫力を増強する作用のある食品を摂っても効果は十分に発揮されないのです。

これは、穴の開いたバケツで水汲みをしているようなもので、一番目立つ穴だけを塞いで小さな穴まできちんと塞いでいないために、運んでいる間にポタポタと水がたれている状態と同じことです。これでは、バケツとしての機能が十分に果たせず、効率の悪い水汲みになってしまいます。

まずは、すべての穴をしっかりと塞ぐ修理が必要なのです。

免疫力を効果的に高めるには、

①腸内環境を整えて消化吸収機能を高めること

②全身の血液循環を良い状態にすること

③細胞や組織の機能低下の要因となる活性酸素を除去すること

④精神的ストレスを取り除くこと

などバランス良く快方に向かう状態にすることが重要です。

『LMCPエキス』に含まれる水溶性シイタケ菌糸体エキス、ウコン、田七人参にはそれぞれ免疫力増強作用がありますが、ブレンドしたことによってそれらが効果的に働くような全身状態を作り上げる配慮がなされています。

第1に、水溶性シイタケ菌糸体エキスが、健康の基本となる消化吸収機能を高めて栄養状態を改善し、組織の血液循環や新陳代謝を促進して自然治癒力の向上を目指します。作用の強い化学薬品を服用すると、胃腸の機能が衰え、消化吸収能力が低下して体力や抵抗力を低下させてしまうことがあります。病気の原因ばかりに目を向けていると、生体の自ら治そうとする能力までも奪う結果となり、治る病気も治らなく可能性があるのです。

第2に、ウコンと田七人参が血液循環の改善に力を発揮します。特に田七人参は、血管系に強いというのが最大の特徴で、血栓を溶かす作用やコレステロールの沈着を防ぐ作用がありますから、いわゆるサラサラ血にします。また、ウコンには血液の内容そのものを充実させる作用があります。いくら血行が良くても、血液が薄くては栄養面では失格となりますから、水溶性シイタケ菌糸体エキスの細胞の最深部にまで入り込む作用によって、体内の栄養素を全身の細胞に届け、造血機能も活性化してより健康な血液内容に改善することができるのです。

『ＬＭＣＰエキス』には、血液をつくる材料となる鉄分をはじめとするさまざまな栄養成分が十分に含まれているからこそ、それが効率よく行われるわけです。

第3に、ウコンのもつ強い抗酸化作用で活性酸素を除去します。水溶性シイタケ菌糸体エキスや田七人参にも抗酸化作用はありますが、特にウコンの抗酸化作用は、単に除去するのではなく活性酸素の生成を抑制したり、遺伝子の酸化を抑制するという多面的な働きがあるからです。

そして第4として挙げられるのが、精神の安定です。免疫力を低下させる要因にストレスがあります。人間は、ストレスを受けると交感神経が刺激されて副腎皮質ホルモンからステロイドホルモンが分泌されます。副腎皮質ホルモンには抗ストレス作用があるのですが、免疫細胞のリンパ球はこのホルモンに弱く死滅してしまうのです。また、マクロファージの能力も低下させます。

交感神経の緊張は、消化管運動や消化液の分泌も抑制しますので、ストレスのかかった状態が続くと消化吸収機能の低下から栄養障害を引き起こし、ひいては免疫力の低下を招きます。

ところが、『ＬＭＣＰエキス』は、不安やうつ症状の改善にも効果が及ぶようです。それは、鎮静作用・鎮痛作用などがあるほか、複合効果で自律神経（交感神経と副交感神経）のバランスを整えるからです。

このように、『ＬＭＣＰエキス』は免疫力を高めるにしても、それぞれのもつ機能を生かしつつ、また連携させながら新たな機能を生み出して生体のバランスをとって全身状態の改善を図るのです。

これが、ブレンド効果の強みといえます。

●ＬＭＣＰエキスはアダプトゲンだった！

人間の治癒力は一見、矛盾した作用を及ぼすという面白い働きをします。血圧が高ければ抑制し、逆に低すぎると促進するように働くのです。体温にしろ、血糖値にしろ、すべてが高すぎず低すぎず、適正にコントロールすることで生命活動が維持されています。これが本来、私たちに備わっている起き上がり小法師の力なのです。

『ＬＭＣＰエキス』は、このように正常に機能するような働きかけをしているにすぎません。薬と違って成分を高い純度で取り出したものではなく、それぞれに薬効を発揮して全身のバランスをうまく調和させながら働いています。生体機能を全身的、総体的に活性化させ、免疫機能を高めることによって自然治癒力を引き出して健康に導くのです。

最近、こういう健康物質を「アダプトゲン」と呼び、世界中が提唱している新しい薬の概念とされています。アダプトゲンというには条件があり、第1に長く服用しても毒性及び副作用がないこと。第2に特定の臓器や器官に作用が限定されないこと。第3に全身の生体活動を正常化させ、病気を治すことです。この3つが揃ったものを理想の薬として、ギリシャの医学者がアダプトゲンと名付けました。

これは、西洋医学を学んだ人にとっては画期的な概念ですが、中国の伝統医学からいえば当たり前のことであり、『神農本草経』をはじめとする古書に書かれた「上薬」の薬効にすぎないのです。医療の最先端を走っていると思われた現代医学が、ここにきてやっと東洋医学の目指す医療概念を理解し、受け入れたということでしょうか。

さて、『ＬＭＣＰエキス』は中医学の理論に基づいてブレンドしたものですから３つの条件を満たした、まさにアダプトゲンともいえる食品なのです。

21世紀は細胞レベル、分子レベルの体に優しい医療へ進むといわれていますので、ますますアダプトゲンに期待が寄せられるものと思われます。

第3章

複合効果でウイルスを排除

●腸管免疫を活性化して免疫力を高める

キノコ類がガンをはじめとする難病に効果を発揮するのは、多糖体という成分が免疫システムを活性化するからです。

多糖体とは、ブドウ糖のような単糖がたくさん結びついた高分子物質のことで、その結合の仕方で作用が異なってきます。最も効果が高いとされているのは、β–D–グルカンという多糖体ですが、これにタンパク質が結合したタンパク多糖体に、免疫細胞を活性化する作用があるのです。

β–D–グルカンの構造は、鎖状に伸びた結合部分にたくさんの手を持っていて、この手がどのような物質を掴んでいるかで作用が違ってくるといわれています。アミノ酸と結合しているものをタンパク複合体といいますが、この状態で存在していると、本来は吸収されにくい高分子多糖体の吸収率がアップし、生理活性も高まるといいます。

高分子多糖体は食物繊維とも呼ばれ、あまりにも結合が固いために水に溶けにくく、体内に取り入れても消化吸収されずにほとんどが排泄されてしまうものです。そこで、大腸ガンや便秘予防に効果的とされるのですが、タンパクやほかの物質と結合することで一部は排泄を免れます。それが、腸管内のレセプター（受容体）などから吸収されて免疫活性をしているのです。

しかし、それほど効果のあるものが、みすみす排泄されていくのを見過ごすわけにはいきません。もっと吸収率を高めれば、さらに免疫力が高まるのは容易に想像がつきます。そこで、研究者たちはいかに吸収率を上げるかで知恵を絞っているわけです。

『LMCPエキス』に含まれているシイタケ菌糸体エキスは、もともとタンパクと複合して機能性を高める理想的な結合をしているうえ、酵素処理をすることで高分子多糖体を吸収しやすい状態にまで分子を細かくし、さらにスーパーミネラルの力でイオン化していますから吸収率は高いのです。

最近、あらゆる所で酵素処理という言葉を耳にしますが、シイタケ菌糸体エキスは当たり前のこととして最初から行っていました。

ところが、『LMCPエキス』には、腸管免疫をさらに活性化する作用のあることが分かったのです。腸管は、消化器官であると同時に、細菌やウイルスなどの病原体が体内に入るのを阻止する免疫の最前線でもあります。

腸管には、パイエル板という独特のリンパ節があり、ここに存在するT細胞などのリンパ球集団が、『ＬＭＣＰエキス』を認識したレセプターから発せられる信号によって活性化するというのです。その仕組みは、『ＬＭＣＰエキス』が腸管壁にある免疫細胞・マクロファージの部隊であるパイエル板を刺激してマクロファージの働きを活性化させ、さらに免疫細胞の中枢である腸管Ｔリンパ球もパイエル板で刺激されて増強した結果、免疫力がアップしてガンやウイルスなどを抑えると考えられています。

また、マクロファージはＮＫ（ナチュラルキラー）細胞とともに、免疫システムの中では直接ガンやウイルスを攻撃する頼もしい細胞ですから、これが活性化されるとさらに効果が高まるわけですが、最近の研究でマクロファージを素早く目覚めさせる役割をしているのが、多糖体によって体内でつくられるオリゴグルカンという物質であることが明らかにされたのです。

したがって、多糖体を多く含んでいる『ＬＭＣＰエキス』は、マクロファージを目覚めさせる強力な目覚まし時計を持っているようなものなのです。そこで、早い時期に症状の改善がみられるなど、免疫力が高まってウイルスが抑えられるのです。

つまり、免疫細胞の感受性が高まったことで威力も増幅されたというわけです。

●豊富な抗酸化物質の力で細胞の酸化を防ぐ

活性酸素が体に与える影響は、いまさら説明する必要のないほど周知の事実となっています。ご存じのように、私たちの体には活性酸素を除去する抗酸化物質が備わっていて、絶えず発生する活性酸素を取り除いています。

しかし、この酸化防止の能力は加齢とともに衰え、20歳代をピークにあとは下降線をたどり、40歳を過ぎた頃から急激に衰えていくといわれています。成人病の発生年齢というのが、まさに酸化防止能力や免疫機能の低下する時期と一致しているのです。

アメリカのD・ハーマン博士は、老化の原因は活性酸素にあると提唱しています。体内のさまざまな組織や器官が酸化されると、これらの臓器は機能低下を生じます。老化とともに免疫力の低下や消化機能の障害が起こり、体の抵抗力が低下した結果、ガンやウイルス感染などを発生しやすくしているのです。

それなら、活性酸素の害を減らして老化の進行を遅らせることができれば、抵抗力を高めることが可能なわけです。すべての病気の原因とされる活性酸素をいかに効率よく除去するかが、肝炎の進行を抑制するポイントの一つになることは間違いありません。

それは、炎症の持続によって活性酸素の害（酸化ストレス）が増えることと、細胞死に伴って細胞の増殖活性が促進されて発ガンを招くからです。

その点、『ＬＭＣＰエキス』は抗酸化物質の宝庫といえます。まず、水溶性シイタケ菌糸体エキス自体に強い抗酸化力があり、特にスーパーミネラルには酵素活性という、私たちの体内でつくられる抗酸化物質を活性化する作用があるのです。

また、ウコンには「グルタチオン-Ｓ-トランスファーゼ」という抗酸化酵素を誘導する作用のあることも、名古屋大学の大沢教授と協和発酵のグループの共同研究によって明らかにされています。

そして、田七人参には過酸化脂質の生成を抑制する作用があります。活性酸素は、遺伝子を傷つけるだけではなく、細胞膜の不飽和脂肪酸を酸化させて過酸化脂質に変えてしまう原因にもなっています。過酸化脂質は細胞を傷つけ破壊する有害物質で、ガンや成人病を誘発しますので、これを阻止することも重要です。田七人参は、この生成を抑制する力をもっているのです。

このように、それぞれが違う働きをしながら活性酸素をあらゆる角度から除去していくうえ、ブレンド効果によって『ＬＭＣＰエキス』は抗酸化力が高まったといえます。

●ウイルスの増殖を抑える

ウイルスに有効な薬がない以上、体を傷つけることなくウイルスを撃退できるのは、体内の免疫細胞より他にありません。そのためにも免疫力を強化する必要があるのです。

私たちの体を防御するリンパ球は、胸腺（心臓の上あたりにある木の葉の形をした一対の器官）でつくられますが、『ＬＭＣＰエキス』にはリンパ球（Ｔ細胞・Ｂ細胞）の活性を高めて量産させる働きがあります。リンパ球は、白血球とともに体内に侵入してきたウイルスを排除する働きをする免疫細胞ですから、これが活性化されるとウイルスの増殖を抑えることができるのです。

実際に、『ＬＭＣＰエキス』のベースとなるシイタケ菌糸体エキス自体の免疫強化作用を調べた実験データによると、シイタケ菌糸体エキスを与えたマウスは48時間後、リンパ球数がエキスを与えなかったマウスの10～15倍に増加していたことが分かりました。これによって、シイタケ菌糸体エキス自体にリンパ球の分裂増加を加速する働きがある、つまり免疫力増強作用のあることが証明されたわけです。

また、免疫力が高まればウイルスに対抗する抗体がつくられるようになるうえ、インターフェロンなどのサイトカイン（免疫刺激物質）も体内で産生され、免疫機能がフル回転してウイルスの排除に働くようになります。

このような働きが、スーパーミネラル、ウコン、田七人参とのブレンド効果によって強化された『ＬＭＣＰエキス』は、効率よく、しかも素早く作用して確実にウイルスを抑える方向に導くことができるのです。

さらに、『ＬＭＣＰエキス』に含まれる変性したリグニンをはじめ、クルクミン、有機ゲルマニウムなどの成分に、免疫系を介さずに直接ウイルスを攻撃する作用がありますから、間接的かつ直接的に二段構えでウイルスを抑え込んでいけるのです。

●体内のインターフェロン産生能力を高める

インターフェロンと聞くと、ガンやC型肝炎の治療薬として用いられていることから、多くの人が薬だと思っているようです。もちろん、治療に使われているものは化学的に合成した医薬品ですが、もともとは私たちの体内に存在する物質です。

体内に病原体が侵入してくると、免疫細胞が活性化してサイトカイン（免疫刺激物質）

の一種であるインターフェロンが分泌され、その刺激で免疫システムが作動して病原体をやっつける仕組みになっています。このような物質が、私たちの体内では必要に応じてつくられているからこそ健康を維持できるのです。

それが、免疫力が低下してガンや肝炎などの病気にかかってしまうと、この自然の特効薬が体内でつくられにくくなります。特にインターフェロンをつくる能力が何らかの原因で低下すると、ガンやウイルスの侵入を許して発病してしまうといわれます。

インターフェロンは、ガンやウイルスによる病気の自然治癒力を総括するマスターキーのような存在で、発生したばかりのガン細胞を破壊するＮＫ細胞やマクロファージといった免疫細胞を働かせる重要なカギの役割をしているという人がいるほど、その存在は免疫システムには欠かせません。

Ｃ型肝炎ウイルスは、私たちの細胞をウイルスの製造工場に変えますが、その変える際に行われる作業が遺伝子の翻訳で、ＲＮＡ型ウイルスであるＣ型肝炎の場合はウイルスｍＲＮＡの翻訳になります。そして、インターフェロンはウイルスｍＲＮＡの翻訳を阻害するように作用します。

細胞は、インターフェロンによって翻訳阻止タンパク（ＴＩＰ）を産生し、このＴＩＰ

が細胞のリボゾームと結合してウイルスｍＲＮＡの翻訳を不可能にします。翻訳作業ができなくなったウイルスは、増殖に必要な酵素の合成が阻害されるため、増殖できなくなるのです。そこで、ＲＮＡ型ウイルスによって起こるＣ型肝炎に効果があるといわれているわけです。

したがって、インターフェロンの産生能力を高めれば、ガンやウイルス性の疾患を予防することができます。

また、興味深いことにインターフェロンは、精神面にまで作用を及ぼすらしいのです。フィンランドの精神科医の研究で、分裂病の患者にインターフェロンを投与したところ、全員が良くなり、投与をやめると元の状態に戻ったことから、明らかにインターフェロンが精神分野に何か関わりがあると指摘しています。

そうなれば、患者の不安やストレスを和らげてくれるというものです。

『ＬＭＣＰエキス』には、体内のインターフェロン産生を促す作用があります。それは、自然の恵みを受けた天然の素材だけを使用していますので、有機ゲルマニウムが豊富に含まれていて、この成分はインターフェロンを誘発する物質として知られています。また、田七人参は「漢方のインターフェロン」といわれているほど、インターフェロン産生を増強する働きがあるのです。

このような成分がブレンド効果によって、体内で素早くインターフェロンをつくれるように導き、免疫細胞を活性化してウイルスを排除させるように働きます。

●肝細胞を保護・強化する

体を守るために活躍している免疫物質は、免疫グロブリン、マクロファージ、白血球、インターフェロンなどさまざまですが、その元となるタンパク質をつくっているのも、実は肝臓です。つまり、肝臓は体を守る素材をつくっている一方、それによって守られてもいるのです。そこで、肝臓を強くして免疫力を高めれば、自ずと健康になれるというわけです。

『ＬＭＣＰエキス』をウイルス性肝炎や薬物性肝障害、アルコール性肝炎に用いると、ＧＯＴ、ＧＰＴなどの数値が低下することが明らかにされています。

それは、『ＬＭＣＰエキス』のもつ強い抗酸化作用によって、活性酸素をはじめとするさまざまな有害物質を排除していきますから肝臓の解毒作業がラクなり、負担が軽くなったうえ、炎症を抑える作用があるなど、さまざまな有効成分の相乗効果によって肝細胞を保護しているからです。

というのはGOT、GPTは肝臓の炎症の悪化に伴って血液中に溢れる酵素ですから、その血中量が下がるということは、炎症を鎮めて肝細胞の壊死を防いで快方に向かっていることを意味します。

また、『LMCPエキス』の優れた消化吸収能力によって肝細胞の膜を通り抜けた有効成分が、細胞の最深部まで達して酵素などを活性化し、細胞自体を強化するため代謝がスムーズに行われようになった結果、細胞の修復能力も高まったのです。

肝臓はもともと生命力の強い臓器ですから、少しぐらい傷ついても十分に機能を果たせるだけの余力は持っているのですが、『LMCPエキス』は残りの正常な細胞を保護し、強化するだけではなく、傷んだ細胞までも修復して正常に戻す力も秘めていることが分かりました。

それは、慢性肝炎が進行して肝硬変になってしまった人の肝細胞が正常化し、肝機能が改善したという報告が寄せられたからです。

これまでは、腺維化した肝細胞の修復は難しいとされてきましたが、肝硬変になってしまっても回復できる可能性を、『ＬＭＣＰエキス』は示してくれたのです。

●薬による副作用を軽減して傷ついた細胞を速やかに修復

『ＬＭＣＰエキス』は、ブレンドしたことでさまざまな有効成分が複雑に絡み合い、独特の作用をもたらすようになりました。そのため、Ｃ型肝炎ウイルスに対する攻撃力が増したばかりか、多面的に攻められるようになったことで、確実にウイルスを追い詰めていけるようになったのです。

また、攻めるだけではなく、守りを固める能力も増強され、傷んだ細胞を急いで修復して新陳代謝を活発にし、回復力を高めたり、病状の進行を抑えるなど、さまざまな働きが強化されました。

それができるのも、細胞を治すのに必要となる材料が豊富に揃っているからですが、中でも重要なのはＤＮＡやＲＮＡをつくる材料となる核酸が『ＬＭＣＰエキス』には含まれていることです。

肝臓の炎症が長く続いて肝細胞が破壊されていると、当然、肝機能障害が起きて正常な働きができなくなります。そうなれば、新陳代謝も衰えてきます。

その結果、引き起こされるのが化学薬品による副作用です。治療の難しい病気であるほど薬が強いものになり、それに比例して副作用も激しくなります。それは、薬が作用していく過程で活性酸素を発生させるからで、より副作用も強くなるのです。しかも、薬を分解して無毒化し、体外に排泄する働きをしているのが肝臓ですから、ダメージを受けると機能しなくなるのは当たり前です。

また、細胞の増殖の盛んな骨髄や消化管粘膜も傷めやすく、骨髄がダメージを受けると白血球数が減少するため、免疫力が低下して感染症を起こしやすくします。消化管粘膜が傷めば、胃腸障害が起きて食欲が減退し、体力も奪われます。

つまり、新陳代謝の衰えが副作用を招くともいえるのです。

ところが、『ＬＭＣＰエキス』によって活性酸素が抑制された体内では、免疫力が高まったことで弱っていた細胞が活性化されます。すると、元気になるために栄養分を欲しがる細胞が、さまざまな有効成分を取り入れて速やかに細胞の修復を行い、新陳代謝が活発になった結果、肝臓の働きも活性化して副作用が和らぐのです。

これには、ウコンのもつ胆汁の分泌を促進して肝細胞の働きを活発にする力が大きいと思われますが、田七人参にも血液を浄化して血行を良くする作用がありますので、さらに新陳代謝を活発にして細胞の修復を早めるとともに、傷ついた細胞が間違いのないように精度の高いＤＮＡやＲＮＡをつくる材料となっている核酸の合成も促進して、細胞のガン化を防ぐというように、やはりブレンド効果による結果と思われています。

●インターフェロン療法の効果を最大限に高める

インターフェロン療法は、副作用が激しいのに加えて有効率も３割程度であるにもかかわらず、現在はウイルスを排除できる唯一の治療法であるため、慢性肝炎の人なら一度は試してみようと思うものです。

しかし、受けてみるとあまりの副作用に途中で断念したり、中止した後に起こるリバウンド現象に悩まされるなど、思うような治療成果を得られないことで落ち込みも激しく、肝炎が進行しないかと不安感に苛まれています。また、治療が成功した場合でも、再発したケースがあるなど、現代医療に限界を感じている人も少なくありません。

すでにご存じのことと思いますが、２０００年４月からインターフェロン療法が効かな

かったC型慢性肝炎の一部の人に対して、再投与が保険適用されるようになりました。再投与できる条件は、初回の治療時に、

①一時的にウイルスが消失、あるいはGOT、GPTが正常化していること

②なおかつウイルスの遺伝子型が2a型、2b型、あるいは低ウイルス血症（血液中のウイルス量が少ない状態）である場合

と限定されています。

再投与で効果を上げるために、インターフェロンの量を初回よりも増やす工夫がされているそうですが、それでは副作用も激しくなるのではないでしょうか。

また、保険外の枠で再投与する方法もあり、これは日本人に多いウイルス型1b、高ウイルス血症など、コントロールの難しいC型慢性肝炎の人に行われています。

現在、再投与した場合の有効率が発表されはじめていますが、その確率は15～30％ということでした。まだまだ期待できる数字とはいえないようです。

ところが、『LMCPエキス』には、インターフェロン療法と併用した場合に副作用を軽減するだけではなく、インターフェロン自体の効果を最大限に高めることが確認されているのです。副作用さえなければ治療を継続できたという人が少なくないのですから、そ

の人たちが再度長期にわたって投与できるようになれば、目ざましい治療効果を発揮することは確実です。

もともとシイタケ菌糸体エキス自体に、そのような効果を裏づける臨床例が多数あり、その一つが、神奈川県茅ヶ崎市立病院で複数のB型およびC型肝炎患者に対して10年にわたって観察したデータです。それによると、インターフェロンと併用したところ経過が順調なのはもちろん、C型肝炎患者の中から一人の肝臓ガン患者も出なかったということでした。

これは明らかにC型肝炎が改善された証明ともいえる結果です。

そのシイタケ菌糸体エキスをベースに、理想的なブレンドでつくられた『ＬＭＣＰエキス』の効果が、さらに高まったことは言うまでもありません。

なぜなら、『ＬＭＣＰエキス』にはさまざまな有効成分が含まれており、それらの相乗的、複合的な効果によって肝細胞をバックアップしてインターフェロンの効き目を高めるばかりか、肝細胞を保護して肝機能を正常に導くからです。

実際に、『ＬＭＣＰエキス』とインターフェロン療法の併用で、ウイルスの抗体が陰性化したというC型慢性肝炎の人の報告が寄せられているのです。陰性化しないまでも、Ｇ

ＯＴ、ＧＰＴが正常の範囲を維持するようになった人も多く、それらを含めるとかなりの成果を上げているといえます。しかも、効果が現れるまでの期間が早まったというのです。

●Ｂ型慢性肝炎のセロコンバージョン率を高める

Ｃ型肝炎に比べてインターフェロン療法の効果が比較的高く、ワクチンなどが開発されたことで減少傾向にあるＢ型肝炎ですが、治癒できずにいる人や肝硬変に移行しつつある人が存在するのは事実です。

現在、そのような人たちには、主に免疫調整薬の「セロシオン」と肝疾患用薬の「強力ネオミノファーゲンＣ」などが用いられています。それで現状を維持できていれば良いのですが、静かに進行している場合もあるようです。

しかし、『ＬＭＣＰエキス』は、Ｂ型慢性肝炎に対しても大変有効といえる効果を発揮しているのです。先に述べた「第一回日本代替医療学会学術集会」において発表された、シイタケ菌糸体エキスを使用してのＢ型肝炎患者の著しい成果からもお分かりのように、Ｃ型肝炎以上の好成績を上げています。

Ｂ型肝炎が悪化し、ＧＯＴ、ＧＰＴは高くないものの、ＨＢｅ抗原が25で陽性、ＤＮＡポリメラーゼを検出、ウイルスが活発に増殖、という女性に対して『ＬＭＣＰエキス』を摂取してもらったところ、一時的に肝機能の数値が上昇した後、下降傾向を示した４ヵ月後に、ＨＢｅ抗体が現れたのです。当初は、ＨＢｅ抗体は０でウイルスを敵と認識して排除できない状態でした。

それが、４ヵ月後にはセロコンバージョン（抗原から抗体に変わる現象＝抗体陽性化）したのです。これは、免疫力が高まってウイルスを敵を認識するようになり、ウイルスを排除しようとしていることを意味します。

その後、肝機能の数値は正常値を保ち続け、ウイルスの増殖を示すＤＮＡポリメラーゼとＨＢｅ抗原が０に近づきました。

このように『ＬＭＣＰエキス』単独摂取でも効果を示すうえ、インターフェロン療法と併用することで副作用を抑え、効果は十分に発揮してセロコーバージョン率を一層高めているのです。

●強力な抗ガン作用で肝臓ガンも抑える

ガンに対する不安を一般の人以上に抱えているのが、慢性肝炎の人たちではないでしょうか。寿命が先か、肝臓ガンで死ぬのが先か、と肝炎が悪化するたびにピリピリしているといいます。

肝臓ガンは、ガンの中でも手術が非常に難しいうえ、治癒する確率が低いといわれています。それは、肝動脈、肝静脈、門脈、胆管などが複雑に入り組んでいるからで、手術を成功させるには病巣部が切除しやすい肝臓の隅にあり、しかも早期発見に限るというのが大方の見方です。

そうなると、残された治療法は放射線と抗ガン剤ということになるのですが、放射線治療も難しいとされ、唯一の治療法は抗ガン剤の投与であるといわれています。

最近、ガン細胞にアルコールやラジオアブレイションを注入するという新しい治療法も行われており、だいぶ期待されているようですが、肝硬変から肝臓ガンになった人に対する効果は低いということです。

もはや、現代医学で肝臓ガンを改善する方法はないのです。

ところが、『LMCPエキス』は肝炎ウイルスを撃退するだけではなく、ガンに対しても有効に働くことが確認されているのです。

それは、免疫力を高める作用とガンの増殖を抑える作用を併せ持っているほか、細胞を保護したり酸化を予防する作用などもあるからです。

シイタケ菌糸体エキスに含まれるβ－D－グルカンは、免疫力を高めるだけではなく、効果の高い抗腫瘍物質であることが医学界でも認められており、すでに「レンチナン」というガン予防薬として病院の臨床現場では広く使用されているものです。

しかし、『LMCPエキス』の場合は、スーパーミネラル、ウコン、田七人参のそれぞれが持つ制ガン作用と抗ガン作用が複合的に働くことで、多面的にガンを抑えて効果を高めています。

例えば、ウコンに含まれるクルクミンには、ガン化を促進する発ガンプロモーターを抑制する作用やガン細胞の増殖に関与しているとされる2種類の酵素を阻害活性する作用があります。また、田七人参にはガン細胞を制圧し、正常細胞は悪影響を受けずに活性化する働きがあるほか、ジンセノサイドという成分に強力な脱ガンを誘発する作用のあることも明らかにされているのです。

ほかにも、さまざまな有効成分がブレンド効果によって複雑に作用して抗ガン効果を高めていますので、『ＬＭＣＰエキス』でガンになる前に病状を改善させてしまいますが、たとえガン化していたとしても回復の見込みはまだ残されており、決して遅くはないのです。

●痛みを軽減して回復力を高める

ガンの副作用の中で、特に苦痛となるのが痛みではないでしょうか。肉体的にも精神的にも傷めつけられ、ガンと闘う気力までが奪われてしまいます。

しかし、『ＬＭＣＰエキス』には、このような痛みを和らげる効果も備わっています。それは、多数の成分の相乗効果に他なりませんが、中でも大きな働きをしているのが有機ゲルマニウムではないかと考えられています。

ゲルマニウムには、エンドルフィンという体内物質に作用して、その分解を抑制する働きがあるからです。エンドルフィンは、脳内麻薬の異名をもつ体内でつくられるモルヒネに似た鎮痛物質です。例えば、大怪我をしたとき、体内では直ちにエンドルフィンが大量に分泌されますから意外と痛みは感じませんが、時間が経つと強烈な痛みに襲われます。これは、エンドルフィンが非常に素早く分解され、消えてしまうからです。

そのエンドルフィンの分解を防いで体内に長く留め、鎮痛効果を持続させる働きをもっているのがゲルマニウムなのです。（ただし、ゲルマニウムが人体に有効に働くのは天然の植物に含まれる有機ゲルマニウムであり、無機ゲルマニウムは有害ですから注意しましょう）

また、ウコンに含まれるクルクミンにもアスピリンに似た鎮痛作用があるなど、副作用の心配のない天然の成分が薬のような働きをして痛みを和らげていきますので、中毒症状を起こすこともありません。

痛みが取り除かれたり、その他の副作用も改善されれば病院での治療を順調に受けることができますから、治療効果も大幅に高まるというものです。何より、一番大事な消化器官が保護されることで食欲が回復し、それに伴って体力もついてきますので、さらに回復が早まるのです。これが、患者のＱＯＬ（生活の質）を向上させ、延命にもつながるのではないでしょうか。

第4章
体験談

■インターフェロン療法を中止しても肝機能が正常

神奈川県・鈴木　和明さん（52歳）

平成11年10月に、前頭葉にこぶし大の髄膜腫が発見されて手術を受けました。しかし、翌年1月の検査でまだ腫瘍が残っていることが分かり、経過観察の状態にあったんです。それが、昨年の秋に、あまりにも体がだるいので腫瘍が大きくなったのだと不安になって病院へ急ぐと、C型肝炎であることが分かりました。

先生の説明では「ウイルスの数が多いうえに治りにくい種類なので、入院しても恐らく治癒が難しい」ということでした。それでも、やるだけのことはやっておきたいと思い、脳外科の先生に相談したところ「脳のほうは大丈夫なので肝炎を治すことに専念したほうが良い」といわれ、治療を受ける気持ちになっていたんです。

ところが、みるみるうちに肝機能の数値が上昇してきたため入院が必要となり、ベッドが空くのを待ってインターフェロン療法を受けることになりました。

その間、何か頼れるものはないかと思って健康食品を探していたとき、偶然見つけたのが水溶性シイタケ菌糸体エキスです。すぐに購入すると飲みはじめました。

そして、10月に入院してクタクタになるほど検査をした末、20日からインターフェロンの注射を受けたんです。すると、熱が40度近くまで出て体は震えて、まさに激震状態でした。熱には2～3日で慣れましたが、食欲がなくなって全身の倦怠感が物凄くあったんです。そのため、インターフェロンは中止となり、体力の回復を待って11月に再び一日おきに治療を再開しました。しかし、血小板が異常に減少したため、2週間で打ち切りとなって退院を余儀なくされたんです。

実は、入院前には水溶性シイタケ菌糸体エキスをいっぱい飲んでいたのに、病院には持っていかず、治療中は一切口にしていなかったんです。

退院後、もう頼れるのは水溶性シイタケ菌糸体エキスしかないと思って再度飲みはじめようとした過程で知ったのが、ＬＭＣＰエキスです。迷わず切り換えると、今度は飲用方法を詳しく聞いて、濃縮タイプを一日１００ccを目安に飲むようになりました。

すると、あれほどだるかった体がだんだんラクになり、失っていた食欲が戻ってきたんです。それが1週間程度で現れたものですからビックリして、ますます飲む気がわいて飲み続けました。そのうちに、家族の者から「最近、顔色が良くなった」とか「体調が良さそうね」といわれるようになったので、これは本物だと嬉しくなりました。自分で実感しているだけではなく、周りからも分かるほどに私の状態が良くなっていたんです。

そして、LMCPエキスを飲みはじめて3ヵ月経った昨年の2月、検査を受けに病院へ行きました。そうしたら、「おやっ、どういうことでしょう。肝機能の数値が下がっていますよ」と、先生が不思議そうに言ったんです。私は「さぁ、どうしたんでしょう」と返事をしながら、心の中では「やった！」と叫んでいました。

それ以降もLMCPエキスを毎日100cc飲み続け、4月の検査でさらに数値が下がっているのを確認すると、不安感が確信に変わって「きっと治る」と強く感じました。

それが現実となったのは、6月でした。いつものように検査に行くと、先生から「正常値ですよ。キャリアであっても普通に生活できますから心配いりません」と言われたもので、驚きました。

もっと凄いことは、脳に残っていた髄膜腫が消えていたんです。脳外科の先生にはLMCPエキスのことを話したのですが、「鈴木さんには効果があったのですね。でも、それは医療用ではありませんから」という答えが返ってきただけでした。

やはり話さないほうが良かったと、後悔したものです。

しかし、このような健康食品もあるということを先生方にも、また多くの方々にも知っていただきたいと、つくづく思いました。

まだ、治癒した状態ではありませんが、私の心は晴々しています。

■薬を飲まなくてもGOT、GPTが下がり続けて正常値に

京都府・宮田　良二さん（55歳）

一昨年の正月、風邪だとばかり思っていたのになかなか治らないもので、念のためにホームドクターに診てもらうと、C型肝炎と診断されました。感染するような原因が思い当たりませんでしたから、大学病院で再検査を受けると、結果はやはりC型肝炎。それから通院治療がはじまりました。

しかし、5月にはあまりにも状態が悪いために入院する羽目となり、運送業を営んでいる私には気が気でない闘病生活でした。ベッドの上で考えることといったら、従業員のこ

と、仕事のことばかりで、治療になど専念できる状態ではありませんでした。そのときのGOTは155、GPTは396、ウイルス量は22メックです。

そんな私の様子から、早く治って退院させる必要があると思った女房が、6月に入って「友人に教えてもらった」と言って持ってきたのが、シイタケ菌糸体エキスです。

微熱がずっと続いた状態で、全身のだるさから食欲減退、話すのも億劫になっていた頃でしたから、女房に言われるまま飲んでいました。そのうちに、微熱がとれて体が軽くなりだし、便秘ぎみだったのが改善されるなど、「あれっ？」という手応えを感じた頃、退院となったんです。40日程度の入院生活を終え、退院時の数値はGOTが125、GOTが69でした。

その後も病院から出された薬と、シイタケ菌糸体エキスの併用を続けていました。すると、8月のGOTが40／GPTが70と急に下がっていたので驚いていると、9月には39／69、10月には30／49、11月には35／40、12月には30／45と正常値付近で変動するようになっていたんです。11月の時点で、薬が1種類減らされました。

その間、体調はすこぶる良く、C型肝炎になる前よりも疲れなくなっていたもので、従業員に負けないほど仕事に精をだして休みなく動いていました。逆に、従業員たちのほうが疲れているみたいなので、そんなときはシイタケ菌糸体エキスを飲ませると「社長、疲れが翌日まで残らなくなりました」とか「二日酔いがなくなりました」と、みんな元気になったんです。

それが、昨年になってＬＭＣＰエキスのことを聞き、直観的にもっと効くと思って飲みはじめました。それと同時に、思い切って病院の薬を飲むのを止めてみたんです。すると、2月が23／32、3月が20／28になったんです。薬を飲まず、ＬＭＣＰエキスだけでも十分に効果を発揮していました。以来、ずっと正常値をキープし続け、あとはウイルスを消すだけとなったんです。

ウイルスは手強くて、なかなか消えてくれませんでしたが、ＬＭＣＰエキスを最後の仕上げと思って飲みきりタイプを一日5～6本ほど飲み続けていたところ、なんと5月の検査でＣ型肝炎ウイルス遺伝子が陰性になっていたんです。とはいっても、この状態が継続していないと完治とは言わないそうで、今後の経過をみなければなりませんが、きっと大丈夫だと確信しております。

まさか、このような体験を私自身がするとは思ってもいませんでしたので、ＬＭＣＰエキスとの出会いに感謝しております。現在も、ずっと良い状態を維持しています。

■インターフェロンと併用してウイルス遺伝子が陰性化

東京都・浅井　奈美子さん（61歳）

数年前に受けた人間ドックでC型肝炎と判明しましたが、肝機能の数値が正常でしたので治療は受けていませんでした。それが、少しずつ進行していたようで、一昨年の2月から強ミノを週3回とウルソを服用するようになりましたが、症状は一向に安定しないままでした。いつもGOTやGPTが100～150前後で、それより下がることはなかったんです。

そんなときに知ったのが、水溶性シイタケ菌糸体エキスでした。せめて不快な症状を改善して、体調が良くなればと思って飲みはじめたんですが、間もなく体のだるさがなくなって、朝の目覚めもスッキリしたものですから引き続き飲用していました。ところが、2ヵ月ほど経ったときに、LMCPエキスを勧められたもので、すぐに切り換えてみたんです。

すると、飲みはじめて1ヵ月後の検査結果で、ウイルスが14・0から1・1に、GOT

が64、GPTが76、γ-GTPが54に下がっていたんです。この数値に気を良くした医師からは「インターフェロンを開始するには絶好のタイミングなので、今なら効果を期待できます」と、インターフェロン療法を勧められましたので、受けることにしたんです。

それまでは、ウイルスの減少は期待できないけれど、GOTやGPTを下げて症状を安定させることはできるので、対症療法としてインターフェロン療法を受けるなら、それも一つの方法だと説明されていました。なのに、この数ヵ月の間で原因療法として有効の可能性があるといわれたんです。

ただ、治療を開始すると少なからず副作用が現れると聞きましたので、副作用を抑えるために入院している1ヵ月の間も、LMCPエキスを飲用して体調を整えることにしました。治療前には濃縮タイプを一日80ccほど飲んでいましたが、インターフェロンの投与がはじまってからは100ccと量を増やして対応したところ、恐れていた副作用は出ませんでした。そればかりか、高血圧ぎみだった血圧が110-70と落ちついて、降圧剤を飲まなくなっていたんです。

退院後は、通院しながらインターフェロンの注射を受けていました。医師は、インターフェロンの量を1000万から500万IUに下げると言いましたが、あまりにも体調が良かったものですから大丈夫だと自信をもち、引き続き1000万IUを投与してもらっていました。それでも元気な私の様子に、「男性でも1000万IUはきついのに、よく平気でいられますね」と医師は驚くばかりでした。

その間もずっとLMCPエキスを100〜120cc飲み続けていたおかげで、GOTが35〜40、GPTが24〜27と落ちついていたんです。

そして、昨年の5月には遂にウイルス遺伝子が陰性になりました。7月にはインターフェロンの投与が終了しましたが、その後で肝機能の数値が上がったり、ウイルスが陽性になる例もあると聞いていましたので、この状態を保つためにもLMCPエキスをずっと飲み続けています。

■症状が安定すると病気や将来の不安も消えて眠れるようになった

大阪府・吉川　敦子さん（52歳）

10年前、年に一度の健康診断でC型肝炎と分かりました。でも、治療の必要な段階ではないということで、特に気にすることもなく過ごしていました。

ところが3年前、更年期障害の症状が出はじめた頃のことです。朝起きるのがつらく、やっとの思いで家事をこなしている状態にあったとき、徐々に症状がひどくなり、突然カァーッと暑くなったと思うと全身から汗が吹き出し、着替えないと風邪をひきそうなほどだったのが、今度は急に寒くなって服を何枚重ねて着ても温まらない状態となり、その繰り返しで体がまいっていたうえ、精神的にも不安定になり、家事ができなくなってしまったんです。

なのに、家族からは理解されなくて「専業主婦なのだから、家のことぐらいきちんとやれ」とか「怠け病だ」といわれて、誰も心配してくれません。そんなことが何ヵ月も続くうちに、だんだんと家庭内で孤立していき、とうとう不眠症になってしまいました。

思いあまって病院へ行くと精神安定剤を出してくださいましたが、服用して1日、2日は気分が良かったものの、1週間が過ぎた頃から胃が痛くなり、胃薬を服用するようになりました。そこで、飲めないお酒を寝る前に口にするようになり、すっかりお酒に頼るようになっていたんです。

そんなある日、体がいつになくだるくて重いので病院に行って検査をしていただくと、GOT／GPTが160にまで上がっており、安静が必要といわれたんです。治療を受けると、すぐに帰宅して床につきましたが、体のこと、家族のこと、将来のことなどが気になり、朝まで眠れませんでした。

しかたなく治療に行った際に精神科へも寄り、今度は睡眠誘発剤を出していただき、常用するようになりました。しかし、服用しているうちに効かなくなるため、より強い薬を求めるようになって、それが肝臓に負担となったようで、ますます肝機能の数値が上昇しだしたんです。

こんな私の様子を見かねた姉が、「薬ばかりに頼らないで自分の治癒力を信じて治すようにしないと、体がボロボロになるわよ」と言って、昨年の初めに勧めてくれたのがLMCPエキスでした。

姉も、子供の頃に受けた手術がもとでC型肝炎を患っていたのですが、私と違って前向きで明るい性格のため、いつも元気で病気のことを知る人は少ないといいます。聞けば、1年前から水溶性シイタケ菌糸体エキスを飲むようになり、それからは薬の副作用がなくなって顔色も良く、元気になったというのです。

それが、今回はもっと強力なＬＭＣＰエキスが開発されたので、私にはそっちを試すようにということでした。姉のように元気になれるなら、ぜひ飲みたいと思って早速飲みはじめました。

　そうしたら、本当に飲みだして２週間と経たないうちに倦怠感や食欲不振が改善され、夜も眠れるようになって、朝も気持ち良く目が覚めたんです。何年ぶりかの清々しさに、私自身が驚いてしまいました。すぐに姉に電話で報告したくらいです。

　以来、ＬＭＣＰエキスの濃縮タイプを一日１００㏄ほど飲むようになり、徐々に体調が整って家事をこなせるまでに回復しました。これには家族も喜んで、ようやく私が病気であったと理解してくれたんです。

　２ヵ月が過ぎた頃には、それまでつらかった更年期障害の不快感も和らぎ、冷え性や肩コリ、動悸、息切れなども治まっていました。この数年間の苦しみは一体何だったのかと思うほど、体が軽くなっていたんです。でも、肝機能の数値は高いままでした。

　けれども、体調が良かったもので数値はそれほど気にならず、精神的には落ちついて安定していました。これが、数値にも反映することを、翌月の検査結果で実感しました。

　なんと、ＧＯＴ／ＧＰＴが90にまで下がっていたんです。気にしなくなった途端に、下がりはじめたんです。

それ以降も、着実に数値は下降しだして、現在はGOT／GPTが40を上下している状態です。わずか半年で、ここまで回復できたんです。もちろん、睡眠誘発剤は飲んでいませんし、強ミノを週1回注射しているだけです。姉の言うように、自分の治癒力を信じて正解でした。これからもLMCPエキスを飲み続けていくつもりです。

■楽しみにしていた習い事にも興味が出るほど回復

東京都・佐山　喜久子さん（54歳）家族談

妻が不調を訴えるようになったのは、今から5年ほど前です。何をしていてもすぐに横になり、食欲も落ちて、家事をするのが苦痛の様子でした。

こんなことは初めてでしたから、すぐに異常に気づいて病院へ連れていきました。そこでC型肝炎と診断されたんです。感染原因に心当たりがないまま、入院することになりました。それまで、妻は元気が取り柄で何に対しても意欲的だっただけに、本人はさることながら、家族のショックは相当なものでした。

連日、インターフェロンが投与され、初期の段階で発熱、悪寒などの強い副作用が現れたもので、かなり苦しそうでした。それでも、なんとか耐え抜いて4週間後には落ちついて退院できました。

その後、数値その他も減少し、安定した状態が数年続いていたのですが、GOT／GPTが200～600まで上がる急性憎悪を繰り返し、再入院する羽目に。

この頃、私は定年を迎え、再就職を考えていたところで、経済的なことなどいろいろ考えると不安はありましたが、妻の看護に専念する決心をしたんです。

しかし、今回の入院治療はインターフェロンを投与できる状態ではなく、強力ミノファーゲンCの注射と処方薬で様子をみるものでした。前回の治療に比べると、安定するまでに時間がかかり、妻はもちろん私たち家族も不安な日々を送っていました。

なんとか状態が安定し、退院にはこぎつけましたが、帰ってからの妻は床に臥せったままで、起き上がる気力さえない状態でした。

そんなとき、娘が教えてくれたのがＬＭＣＰエキスでした。友達のお母さんがガンで入院した際、これの姉妹品を飲んで抗ガン剤の副作用を抑え、見事にガンを克服したとのことで、C型肝炎にも効果があるから試してみてはどうかと勧めてくれたそうです。

このままでは家庭までも崩れてしまいそうで、とても不安でしたのでLMCPエキスに望みをかけることにしたんです。

早速飲ませてみると、液状なのが幸いして難なく喉を通り、少し苦みはあるものの続けられそうだと妻も言うもので、飲みきりタイプを一日5本ずつ飲ませていました。最初の1週間は、これといった変化はみられませんでしたが、2週間、3週間と飲み続けていくうちに、だんだんと妻の様子に変化が現れはじめたんです。

布団から起きられるようになったり、食欲が回復して食べる量も日を追うごとに増えたり、顔色も赤みがさして良くなるなど、元気を取り戻してきたんです。

ただ、飲用すると一時的に数値が上昇する場合があると聞いてはいましたが、飲みはじめて2ヵ月経った頃に、気にするほどではないものの、やはり上昇したものですから数値に敏感な妻は心配していました。しかし、飲み続けたところ、徐々に下がりはじめましたので安心したようで、さらに気を良くして飲んでいました。

それから1ヵ月もすると、すっかり元気になった妻は床を上げて家事をこなすようになったんです。本人もＬＭＣＰエキスをいたく気に入り、飲んでいると体が軽くて疲れないし、とにかく体調が良いと言って発病前のような状態にまで回復していたんです。

それもそのはず。検査をするたびにＧＯＴ／ＧＰＴが面白いように下がり続けているのですから、病院へ行くのさえも楽しそうでした。

あれから半年経ちますが、妻の肝機能の数値は正常の範囲になっています。まだウイルスは体内にいるようですが、本人は生き生きして、以前から興味をもっていた習い事をはじめるといって意欲的です。

おかげさまで私も再就職を果たし、我が家に平和が戻りました。家族みんなが明るさを取り戻しましたので、お金には換えられないものをＬＭＣＰエキスからいただいたと感謝しております。

妻の主治医も回復ぶりを驚いていましたから、相当期待できる状態だと私は感じておる次第です。

■１週間で足のむくみがとれ、１ヵ月でＧＯＴ、ＧＰＴが正常に

愛知県・中山　幸夫さん（53歳）

それまで肝臓が悪いなどと思ったことはなく、いたって丈夫で健康には自信がありました。まぁ疲れが翌日まで残ったり、多少の倦怠感はあっても、年齢的なものであり、同年輩なら誰もがぼやくことでしたから気にしていなかったんです。

それが、あるとき全身の倦怠感や腹部の膨満感、足のむくみなどが気になりだし、おかしいと思っていた矢先に、妻から「顔色が悪い」と指摘されたもので総合病院を受診しました。すると、いきなり肝硬変という診断を下されたんです。しかも、Ｃ型肝炎によるものだといわれ、身に覚えがないだけに面食らいました。

軽い黄疸と腹水、足の浮腫が認められ、ＧＯＴ１６０、ＧＰＴ82と、極端にＧＯＴが高くて肝硬変の特徴を示していたうえ、画像診断からも典型的な像がみられたため、医師に告げられたんです。

とりあえず、腹水とむくみをとるために入院し、２週間ほどで改善しました。体重も６

キロ減りましたから、ずいぶんと水分を溜め込んでいたものです。

これを機に、健康を意識するようになって生活改善するなど、私なりにC型肝炎という病気を勉強し、また努力もしていました。むろん、定期的に病院へ通って治療も受けていました。けれども、肝心の肝機能の数値が一向に下がらず、ときどきむくみが出ることで悪化の不安に苛まれ、眠れない夜が続いたものです。

そんな折、C型慢性肝炎の友人からLMCPエキスで肝機能を正常に戻したという話を聞き、私も試してみる気になって飲用をはじめました。友人は、シイタケ菌糸体エキスの頃から飲みはじめ、水溶性シイタケ菌糸体エキスが出るとそれに換え、今はLMCPエキスを飲用しているということでした。

今ではすっかり元気になり、病院での治療は一切受けていないばかりか、ウイルスは体内にいるようですが、おとなしくしているらしくて肝硬変の心配さえしていない彼を見ていると、「私もそうなれるかもしれない」と希望がわいてきました。

早速飲用しだすと、その即効性に驚かされました。わずか1週間で足のむくみが消えたんです。それに、疲れを感じなくなり、食欲も出てきたんです。「これは凄い！」と、ますます飲み続けて1ヵ月が経ったとき、あれほど高かったGOTやGPTが正常値にまで下がっていると医師に知らされました。

その後、肝機能は安定し、数値が上下することはありますが、肝不全などの最悪の事態が避けられてホッとしています。今の状態を維持するためにも、ＬＭＣＰエキスを続けようと思って飲んでいます。

■インターフェロンの副作用を抑えて治療が成功、ウイルスも陰性化

静岡県・森川　愛子さん（58歳）

10年前に甚だしい疲労感、だるさ、胃腸障害などで体調を崩し、検査を受けに行ってC型肝炎と診断されました。以来、強力ミノファーゲンCの注射と処方薬で治療を続けていましたが、ＧＯＴ、ＧＰＴなどの数値は多少下がっても、良くなっているという実感はまったくありませんでした。相変わらず諸症状に悩まされ、ひどいときは横になって過ごす状態で、体を騙し騙しきていました。

それが、3年前に主治医の勧めもあってインターフェロンの治療を受けたんです。副作用の激しいことは聞いていましたので、耐えられるかと不安でしたが治すチャンスだと思って決心しました。

そのときは、私がインターフェロン治療を受けることを知った近所の方からシイタケ菌糸体エキスをいただき、併用すると副作用が軽減するうえ治癒力もアップするといわれて飲んでいました。

おかげさまで、シイタケ菌糸体エキスを飲みながらのインターフェロン治療はうまくいき、初回に発熱、3ヵ月後には少々の脱毛はありましたが、食欲は落ちることなく、説明されていたほど副作用に悩まされることはなかったんです。

数値的にも、インターフェロンを投与しているときから徐々に下がりはじめ、終了時にはウイルスが陰性になり、成功といえる効果を得ることができました。正直なところ、これほどの期待はしていませんでしたから、自分でも驚いたほどでした。

その後、しばらくは定期検診を受けていたのですが、異常のない状態が続いていたことで油断をしてしまい、シイタケ菌糸体エキスを飲むのを止めたばかりか、病院へも足が遠のいていたんです。

ところが、一昨年になって再び覚えのある症状が出はじめたもので急いで病院へ行くと、ウイルスが陽性になっていることが分かりました。また、治療の再開です。これはとてもショックでした。

主治医に、再度インターフェロン治療を受けたいと相談してみると「二度目はあまり期待できません」と、冷やかな返事が返ってきたもので一度は諦めました。しかし、シイタケ菌糸体エキスの力をもう一度借りれば、きっと良い結果を出せると思い直して後日、主治医に保険外でお願いしたんです。それが、一昨年の秋の終わり頃でした。

インターフェロンの投与は、昨年の初めに開始されることになりました。私は、すぐさまシイタケ菌糸体エキスを手に入れるために動くと、ＬＭＣＰエキスが出来上がっていて、話を聞くと良さそうなので、試したいと申し出たんです。

そして、治療がはじまる前からＬＭＣＰエキスを飲み、再度インターフェロンの治療がスタートしました。治療に入る前から、すでに体調が良くなってきた実感がありましたので、「大丈夫だ」と確信していました。

案の定、副作用がほとんど出ないままに治療が進み、またまたウイルスが陰性化したんです。これには主治医も大層驚き、1b型なのによく効くものだと、インターフェロンが効きやすい体質なのかもしれないと不思議そうに話していました。また、同室の患者さんからも「なんでそんなに元気なの？」「どうして副作用が出ないの？」と、羨ましがられていたほどです。

それ以降、ＧＯＴもＧＰＴも正常値の範囲で安定し、体調もすっかり回復して普通の生活に戻ることができました。でも、今度は油断しないことを肝に銘じ、ＬＭＣＰエキスを飲み続けるとともに、定期検診もちゃんと行くようにしています。主治医からは、今のところ2ヵ月に一度顔を出すようにといわれていますので、だいぶ落ちついた状態なのだと安心しております。

それにしても、私は運が良いとしか言いようがありません。最初の治療の際に近所の方からシイタケ菌糸体エキスをいただき、再発の際にはもっと強力なものを試す機会を得ましたので、これで治らないはずがないと思いました。

第5章

生活習慣病にも効果を発揮

●ガン細胞を多面的に攻撃して抑制する

ガンという病気が怖いのは、転移をするからです。転移さえしなければ、いくら増殖しても手術によって根こそぎ取り除いてしまえば完治できる病気なのです。

しかし、ガン細胞は全身の組織や臓器に転移する性質をもっているため、手術には限界があり、いかに転移を食い止めるかが、ガン治療のカギとなっています。

転移を防ぐ方法はいくつかありますが、私たちが日常的にできるのは「血液やリンパ液に乗ってガン細胞が転移先を見つけるために移動するのを阻止すること」といわれています。つまり、免疫細胞を活性化して、血液やリンパ液を泳いでいるガン細胞を退治するのです。

特に、ガンとかかわりの深い免疫細胞であるＮＫ（ナチュラルキラー）細胞とマクロファージを活性化することが大事だといいます。それは、この二つの細胞が、その強力な破壊力でガン細胞に直接攻撃をしかけるからです。

まず、ＮＫ細胞は免疫システムの中でも一匹狼の殺し屋といわれる細胞で、特に命令を受けなくてもガンを見つけると即座に結合し、弾丸のような毒性物質をガン細胞に打ち込んで破壊します。この速攻性が、初期防衛でも貴重な戦力となっています。

そして、マクロファージの場合はガンが発生してもすぐには動きません。最初にNK細胞などの白血球が立ち向かい、敵が手強くて手に負えなくなると出動するのがリンパ球。それでも歯が立たないときに立ち上がるのが、マクロファージなのです。その強力な破壊力で一撃のもとにガン細胞をやっつけてしまいます。

また、マクロファージは抗原（敵）を認識して抗体を作りやすくする能力も備えていますので、抗原提示にはじまる一連の情報伝達を通じてリンパ球やサイトカインの働きを促すとともに、免疫システム全体の活性化を促します。これによって、ガン撃退の体制がより強固なものになるのです。

このように、ウイルスだけではなくガンに対しても、免疫システムは重要な役割を果たしているからこそ、いかに素早く免疫細胞を活性化して免疫力を高めるかが、病を克服する大きなポイントとなるのです。

そのカギを持っているのが、『ＬＭＣＰエキス』です。

『ＬＭＣＰエキス』には、マクロファージを素早く目覚めさせて活性化し、免疫システムを強化する作用があるばかりか、ガン細胞に対しての攻撃力を強めてあらゆる方法でガンを追い詰めていく作用も備えているからです。

例えば、シイタケ菌糸体の細胞壁に含まれるキトサンのキレート効果によってガン細胞の栄養源を絶ったり、『LMCPエキス』の核酸やそれを合成する成分の力でガン細胞を自滅に追い込むなど、ガンを直接攻撃するだけではなく、体内では生きていけない環境づくりも一方では整えていくのです。

そのためには、正常な細胞をより活性化して機能を高めなければなりませんので、細胞の酸化を防いで保護したり、田七人参の効用によって血行を促進し、滋養強壮効果を高めるなど、全身状態の回復を早めて免疫力をさらに強化します。

ウイルスもガンも、私たちの体にとっては敵ですから、その退治方法は基本的に変わりません。したがって、肝炎を改善することが、ひいてはガン予防にもつながるのです。

●インスリンの分泌を促進して血糖値をコントロール

糖尿病は国民病といわれるほど日本人には多い病気で、診断を受けた患者は全国に約600万人、本人が気づいていない予備軍は2000万人にものぼるといわれています。

一般には「尿に糖が出ている」のが糖尿病だと思われていますが、正確には「血糖を調整するインスリンというホルモンの作用不足」によって血糖値が高くなる病気で、インスリンの分泌量が低下している場合と、インスリンの働きが弱い場合の二つが考えられています。

インスリンは膵臓から分泌されていて、主に筋肉や肝臓、脂肪組織にある細胞でいろいろな働きをしていますが、特に重要なのが血液中のブドウ糖を細胞内に蓄えたり、エネルギーに変える役割です。

もしもインスリンがなかったら、食事で摂取した糖分は血液中に出て、不要な分は体外に排出されてしまいます。インスリンがあるから糖分をエネルギーに変えたり、余った分は筋肉や肝臓、脂肪組織に貯蔵して必要なときに必要な分だけ利用できるのです。

通常は、血糖が急に増加しても膵臓がインスリンを分泌して調整しますが、過食や高カロリー食を続けていると高血糖の状態が続き、膵臓が働く能力を超えてしまった結果、インスリンを分泌する機能が衰えたり、インスリンの作用する力が低下します。そのため、行き場を失ったブドウ糖が血液中で濃度を増し、高血糖を促進するという悪循環に陥ってしまうのです。

これが、糖尿病です。この病気の怖いところは、血糖値の高い状態が続くと血液が粘性の強いドロドロ血となって流れるため、やがて毛細血管が詰まって（血栓）周辺組織を壊死させたり、腎臓障害、神経障害、免疫力の低下など、さまざまな合併症を引き起こすことです。脳梗塞や心筋梗塞などによる死亡例の多くが、糖尿病にその遠因があるといわれているほど、あらゆる病気にかかわっているのです。

まさに全身病である糖尿病を改善するには、食習慣を見直すことが大事ですが、同時に膵臓の機能を活性化してインスリンの分泌を促すようにする必要もあります。

『ＬＭＣＰエキス』には、血糖値を下げる働きをする成分がたくさん含まれています。例えば、水溶性シイタケ菌糸体エキスのエリタデニンやスーパーミネラルという成分は、血糖値を調節します。ウコンのクルクミンは、腸管で吸収される際に変化するテトラヒドロクルクミンという抗酸化物質に、合併症を抑える作用のあることが解明されてきています。さらに、田七人参のサポニンにも血糖値を下げる作用のあることが、中国をはじめとする日本の研究者によって明らかにされています。

特に田七人参の場合は、血液を浄化する力が強いため、血行障害の改善には大変効果的に働き、「血行障害は万病のもと」といわれるくらいに血行の悪さがあらゆる病気にかかわっていますから、これを改善することは健康の基本ともいえます。

糖尿病には、インスリンを体外から補う必要のある1型と、生活習慣病を見直すことで改善できる2型の2種類ありますが、『ＬＭＣＰエキス』は血糖値を単に下げるのではなく、コントロールするように働きかけますので、インスリンと併用しても血糖値が急激に下がりすぎる心配はありません。ホメオスタシス（恒常性）が活性化して正常に導かれるようになるのです。

●生活習慣病の元凶であるコレステロールを除去して動脈硬化や高血圧を改善

生活習慣病に関連して必ず取り沙汰されるのが、コレステロールです。これが血液中に増えると動脈硬化や循環器系の疾患など、いわゆる生活習慣病を招きやすくするといわれています。

日本人の3大成人病といわれるガン、脳卒中、心臓病のうち、脳卒中と心臓病の最大の原因とされるのが動脈硬化です。

食べ物から吸収された脂肪や肝臓で合成された脂質は、臓器や血管壁、赤血球を保護するなど、細胞の生存には欠かせないものですが、コレステロールを多く摂りすぎると血液中に増えて血管壁に付着し、内膜を肥厚します。やがて、血管の弾力性は失われ、硬化してもろくなったり、血管の内腔が狭くなったために血液量が減り、しまいには内腔が塞がってしまいます。これが、動脈硬化症といわれるものです。

動脈硬化症になると、血液によって運ばれていた酸素や栄養素が絶たれるため、その周辺の組織が死に、多くの器官の機能がダメージを受けます。動脈硬化の進行は、糖尿病や高血圧、肥満などで拍車がかけられる一方、動脈硬化を改善することによって血行が良くなり、新陳代謝が活発になった結果、糖尿病や高血圧も改善されるという双方向に影響を与える状況でもあるのです。

例えば、糖尿病や動脈硬化症の人の血液は粘性の高いドロドロ血をしていますから、末梢血管にまで血液を行き渡らせるためには高い血圧が必要となるため、高血圧になりがちです。それが長く続いた状態にあると、やがて心臓に負担がかかって心臓病を招くというように、悪循環が繰り返されるのです。

生活習慣病といわれるものは、すべて関連していますので、根本原因を絶つことが重要となります。

『ＬＭＣＰエキス』には、その原因となるコレステロールを除去する作用があることから、生活習慣病の改善にも強い味方となるのです。

それは、脂質とタンパク質の結合を阻止してコレステロールの排出量を増加させたり、コレステロールの代謝を促進する作用のあるエリタデニンという成分の働きや、ウコンのもつ血小板凝集抑制作用によって動脈内での血液を固まりにくくして血栓をつくらなくするなど、あらゆる角度から予防するからです。

とりわけ有効なのが、田七人参に含まれるケトンという成分です。田七ケトンは、体内の脂肪代謝を活発にして血液中のコレステロールや中性脂肪を低下させ、冠状動脈疾患や狭心症といった心臓病を改善する効果の高いことで知られています。また、余分な皮下脂肪の沈着を予防し、体を引き締める効果があることから肥満解消にもつながります。

このように、『ＬＭＣＰエキス』によってコレステロールや中性脂肪が除去されると、動脈硬化だけではなく、糖尿病の合併症である眼底出血、肝臓に脂肪が溜まって起こる脂肪肝なども改善されるのです。

また、血行が良くなって末梢血管にもスムーズに血液が運ばれるようになると同時に、新陳代謝も高まって自律神経の働きが良くなることで血圧が安定したり、それに伴う諸症状の解消にもなるというわけです。

血圧を下げる作用については、このほかにもブレンド効果によるいろいろな理由が考えられていますが、血流障害を改善することが最も有効と考えられています。

●血液循環をスムーズにして心臓の負担を軽減

心臓は、酸素や栄養分を豊富に含んだ血液を、全身に向けて送り出すポンプの働きをしています。心臓のドッキンドッキンという鼓動は、心筋が規則正しく収縮と弛緩を繰り返して血液を絞り出している音です。この鼓動は、自律神経やホルモンによって調節され、自分の意思でコントロールすることはできません。

血液循環には、全身を回る体循環と肺を回る肺循環があります。体循環は、大動脈、動脈、小動脈、毛細血管を経由して全身を駆けめぐり、酸素と栄養分を供給するのが動脈血で、毛細血管、小静脈、静脈、大静脈を経由して炭酸ガスと老廃物を回収してくるのが静脈血です。これに対して肺循環は、静脈血が回収してきた炭酸ガスを出し、酸素を肺から受け取って動脈血となり、心臓に戻ってくるもので、これが再び全身を駆けめぐるわけです。

健康な心臓は、このような血液循環がスムーズに行われますが、動脈硬化などで動脈が詰まっていたり、細くなっていると心臓にそれだけ負担がかかり、さまざまな症状や病気を発生させます。

動脈でも、全身に血液を送る大動脈から一番はじめに枝分かれして心臓の表面を取り巻いているのが冠状動脈で、ここに十分な血液が供給されないと、心臓を構成している心筋が虚血状態となって狭心症、心筋梗塞、心不全などの心臓疾患を招きます。

このような症状の場合は、まず冠状動脈の血液量を増やして酸素と栄養分を十分に供給し、心臓の負担を軽くすることが大事です。

これには、『ＬＭＣＰエキス』の血流を良くする作用が効果的に働きます。特に力を発揮するのが、田七人参に含まれる田七ケトンという成分で、これは冠状動脈の血液の流れを増大させる作用がありますし、ウコンにも冠状動脈を広げて心筋に十分な血液を送り込む冠状動脈拡張作用があるなど、いろいろな作用が相乗効果となって症状の改善に著しい成果を上げているのです。

もちろん、動脈硬化や高血圧、糖尿病などの根本原因を取り除くことで症状の改善を図ることは、言うまでもありません。

●アトピー、喘息、花粉症などアレルギー疾患にも改善効果

アレルギー疾患は、本来なら自分を守るべき免疫機能が過剰に反応し、自分自身に牙をむける病気です。なぜ起こるのかその理由は諸説あり、食品、化学薬品、活性酸素、遺伝体質、生活環境説などさまざまです。しかし、どれも一理あるようで、複雑すぎて実際にはよく分からないのが現状なのです。

ただ、自分の体質に合った治療法との出会いが、思いもよらない治癒改善効果をみせるのは確かなことです。

私たちの体に異物が侵入すると、患部の細胞がヒスタミンという伝達物質を分泌し、その刺激を受けて体内の免疫システムが始動する仕組みになっています。ヒスタミンは、マクロファージやT細胞、B細胞などに働きかけて免疫軍を形成して異物を排除していきますが、アレルギー患者の場合は体質的にヒスタミンの分泌が過剰なため、免疫反応が強く

出てしまった結果、正常な細胞にまで被害が及ぶといわれています。

つまり、ヒスタミンそのものが、過剰に分泌されると毒に変わるというわけです。そのため、患部では炎症が続き、慢性的に細胞が破壊された状態となり、鼻の粘膜で起きるとアレルギー性鼻炎に、気道が炎症を起こして腫れると呼吸が苦しくなって気管支喘息となって現れてきます。

ところが、体内には炎症や細胞破壊を抑制する物質もちゃんと用意されていて、それがコーチゾルなどの副腎皮質ホルモンです。普通は、ヒスタミンと副腎皮質ホルモンのバランスがとれていますので過剰反応は起きませんが、アレルギー患者は副腎の機能が弱くてコーチゾルなどを十分に分泌できないため、ヒスタミンの量が多くなりすぎてアレルギー症状が出ると考えられています。

そこで、アレルギー症状を抑える治療薬として、抗ヒスタミン剤や化学合成された副腎皮質ホルモン（ステロイドホルモン剤）が投与されるわけですが、これらはご存じの通り副作用の強いことで知られています。

『LMCPエキス』の場合、水溶性シイタケ菌糸体エキスに含まれるβ-D-グルカンにはアレルギーを抑える作用や炎症を抑える作用があり、またウコンにはアスピリン様の消炎鎮痛作用がありますから、過剰反応を鎮めてくれます。そして、田七人参に含まれるサポニンには炎症を抑制する作用があることから、アレルギーにも効果があるといわれてきました。

しかし、それらのブレンド効果によってヒスタミンの分泌を抑えたり、副腎の機能を高めて副腎皮質ホルモンの分泌が高まるなど、促進と抑制のバランスが整ったことが大きいのではないかと考えられています。

『LMCPエキス』の特徴は、弱っている細胞を活性化して機能を高めるのはもちろんですが、お互いに影響し合っている機能同士のバランスを整えることで、全体の連携プレーが円滑に行われるように働きかけていきますから、アレルギーについてもそのような作用をしたと思われるのです。

第6章

LMCPエキス Q&A

Q　インターフェロン療法はウイルスの型で受けられるかどうかが決まるのですか？

A　C型慢性肝炎でインターフェロンの適応を検討する場合、肝炎ウイルスの量とウイルスコア（芯）タンパクの測定、そしてウイルスの遺伝子型を検査して決定されます。ウイルスの量やコアタンパクが少ない場合、遺伝子型が2aか2bの場合、遺伝子型が1bでウイルスの量やコアタンパクが少ない場合は、インターフェロン療法が可能と判断されます。ただし、遺伝子型が1bの場合は、患者が希望すれば行うということです。

インターフェロンが効くとされる条件は、

①ウイルスの量が少ないこと
②ウイルスの遺伝子型が2aか2bであること
③GOT、GPT、血小板数、ヒアルロン酸などの数値が低く、肝障害が軽いこと
④60歳以下であること

といわれていますが、この条件を満たしていなくても希望により受けられるそうです。

Q　Ｂ型肝硬変とＣ型肝硬変は違うと聞きましたが？

A　同じ肝硬変でも、両者には腺維化や再生結節の形状に違いがあります。肝臓の細胞が炎症のために壊れていき、そこを埋めるように腺維化が進み、破壊と再生が繰り返されるうちに組織が別の構造に変わって再生されるのが結節です。
　Ｂ型肝硬変の場合は、再生された結節の形状が規則正しいのですが、Ｃ型肝硬変は不規則で不明瞭です。また、炎症の活動性が弱いＢ型に比べて、Ｃ型の炎症は激しいために肝硬変になってもタチが悪く、治療が厄介といわれています。

Q　肝硬変の場合はＧＯＴ、ＧＰＴよりも血小板の数が重要と聞きましたが？

A　血小板には粘着性があり、血管が損傷して出血すると、その部分に凝集して血栓をつくって出血を防ぐ働きをしています（止血機能）。通常は、血液中で固まることはありませんが、ひとたび出血が起こると、さまざまな因子や酵素が連鎖反応的に働きだして血を固めてしまうのです。また、古くなった血小板は脾臓で壊され、その寿命は一週間位とされています。

さて、肝硬変になると肝臓が硬くなるため、門脈（静脈）の圧力が高くなって消化器官からの静脈血が肝臓に流れにくくなります。その結果、枝分かれしている脾臓脈がうっ血し、腫れてしまうのです。そこで、脾臓に溜まる羽目になった本来は壊される必要のない血液中の血小板までも破壊され、減少してしまうわけです。

つまり、血小板の数が減少しているということは、それだけ脾臓でうっ血のあることを意味しており、その原因は肝細胞の腺維化が進んで肝臓の血行が悪くなっているということから、肝硬変の進行具合の指標とされるのです。

しかし、血小板が少ないから肝硬変だ、多いから大丈夫とは言い切れないもので、あらゆる数値をみて総合的に判断されます。

Q 『LMCPエキス』がB型肝炎にもC型肝炎にも効くのはどうしてですか？　ウイルスの種類が違うはずですが。

Ａ　これが、ワクチンとＬＭＣＰエキスの異なる点です。例えば、Ｂ型肝炎ウイルスに対するワクチンは、Ｂ型ウイルスに対してのみ抗体を産生し、Ｃ型肝炎ウイルスに対しては何の効果も示しません。

ところが、ＬＭＣＰエキスの作用は広範囲にわたり、他の感染症にも有利に作用するのです。それは、ある特定の細胞群だけを特異的に活性化しているのではなく、多くの部位を同時に刺激しているからです。また、ＬＭＣＰエキスを摂取すると、リンパ球の中でもガンマ・デルタＴ細胞と呼ばれる一群の細胞が比較的強く活性化されるらしいことが分かってきました。

Ｔリンパ球には、アルファ・ベータＴ細胞もあるのですが、こちらは特定の抗原に選択的に作用します。つまり、Ｂ型肝炎のワクチンを打った際、抗体をつくるように指令したり、ウイルスに感染した細胞を破壊したりするのは、Ｂ型肝炎ウイルスを認識する力をもったアルファ・ベータＴ細胞だということです。

しかし、ガンマ・デルタＴ細胞の場合は、もともと特定の相手とだけしか反応しないというのではなく、非特異的に多くの相手と作用するようにつくられています。しかも、他の細胞からの指令を受けずに、自分の判断で相手を攻撃できるのです。

そこで、ＬＭＣＰエキスの作用が広範囲にわたり、Ｂ型でもＣ型でも対応できるというわけです。

Q Ｃ型肝炎には鉄分が良くないので、取りすぎると肝炎が悪化すると聞きました。ＬＭＣＰエキスには鉄分が含まれていますから、肝炎には良くないのでは？

A Ｃ型肝炎では、肝臓に蓄積した過剰な鉄分が有害物質のフリーラジカル（活性酸素が代表的）を放出して、細胞膜やＤＮＡの障害を引き起こすと考えられています。実際に、体から血液を抜き取る（瀉血）ことで肝臓から鉄分を排除すると、ＧＰＴが正常化したというケースがあり、瀉血による除鉄治療を行っている病院もあります。

鉄分は、体内で酸素と結びついて有害物質の活性酸素をつくり出すため、その酸化作用で肝細胞膜が弱くなって傷つくといわれています。そこで、鉄分の働きとウイルス感染による炎症が重なって肝細胞の破壊が進むなら、その元凶である鉄分を肝臓から排除すれば肝細胞が守られ、破壊が食い止められると考え、行われているのが除鉄治療です。

確かに、肝臓は血液のプールですから鉄分が溜まりやすい場所ですし、鉄分を取らないようにすれば、それだけ活性酸素を放出せずに済むのですから合理的な治療法かもしれません。

しかし、ＬＭＣＰエキスには、鉄分以外にも多くの有効成分が含まれているのです。そして、それらの成分がお互いに影響し合い、促進と抑制を行いながらトータルバランスをとっていますから、鉄分だけを取り上げて語ることはできません。むしろ、活性酸素を除去する作用や炎症を抑える作用、血液そのものを浄化したり血行を良くする作用などがあるのですから、症状を改善させることはあっても悪化させることはないのです。

ＬＭＣＰエキスは、何よりバランスを重視していますので、弱っている部分は強化し、強すぎる部分は抑えることによって、その人の一番良い状態に導くように作用して正常化します。

ですから、鉄分が必要以上に溜まっている場合は、それを排除する方向に働くというわけです。

Q　大量に摂取しても副作用はないのですか？

A　ＬＭＣＰエキスを大量に摂取し続けた場合、その有効成分が体内でどのような影響を与えるかは大事な問題です。

しかし、薬のような化学物質は一切含まれていませんし、免疫賦活剤のように特定の成分だけを抽出しているわけでもありませんので、バランス良く体内で作用します。

肝炎をはじめとする難病を抱えている人の場合は、健康の維持とは違って傷んだ細胞を大急ぎで修復しなければなりません。そのためには、まず修復に必要なだけの材料を十分に確保することが不可欠です。症状が重ければ重いほど、材料となる栄養が必要となるわけですから、量も多くなるのです。

体験談でもお分かりのように、効き方には個人差があり、また摂取量も人によって異なりますが、量を増やした途端に効果が現れはじめたという例から見ても「その人の体が必要とする絶対量」があり、それだけの量を摂取しないと新陳代謝が活発にならないと思われます。例えば、腸管免疫が活性化してウイルスを攻撃する免疫細胞軍、特にＮＫ細胞やマクロファージが活性化するには、ある一定量以上の有効成分が必要だと考えられているからです。

実際に、利用者からは副作用についての苦情もありませんし、むしろインターフェロン療法の副作用が軽減された、あるいはブレンド効果によって心臓病が改善されたなど、他の持病まで良くなったという報告が寄せられている状況です。

Q 飲みはじめてからどれくらいの期間で効果が現れるのですか？

A 個人差がありますので一概にはいえませんが、肝炎などで大量に摂取した場合は1～2週間で大半の人が何らかの体調の変化を実感されています。

肝炎が活動期に入っている場合は、早い効果が身体的、精神的な支えとなりますので、気持ちを立て直すうえでも良いきっかけとなるようです。それまで全身状態が優れず、だるかった体が軽くなったり、食欲が出たりすることで本人の「治りたい意識」が強まり、それが免疫力をさらに高めて効果を一層大きなものに変えていきます。

したがって、本人の肝炎に負けない気持ちが、ＬＭＣＰエキスのもつ可能性を引き出すという側面もあるのです。
しかし、薬ではありませんから体調の悪い時期にだけ摂取したのでは、ＬＭＣＰエキスの底力を十分に発揮できません。飲まなくなれば、いずれは免疫力が低下する可能性がありますので、改善された状態を維持するためにも飲み続けることが良いでしょう。特にＢ型慢性肝炎の場合は、セロコンバージョンしてもウイルスが体内に残っていることが多く、再発の危険がありますので完全にウイルスが体内から排除されるまで、予防の意味でも量を調整して続けることをお勧めします。

Q 薬を長く服用していると効きが悪くなり、より強い薬を飲むようになりますが、ＬＭＣＰエキスは効果が薄れることがないのですか?

A これは、薬に限らずすべてに言えることなのです。人間の体はとても精巧にできている一方、同じ刺激を繰り返し受け続けると慣れてしまって感覚が鈍くなるものです。
食事にしても、どんなに栄養のあるものでも毎日同じメニューでは飽きてしまううえ、吸収率も落ちてかえってバランスを崩し、体を壊してしまいます。常に新しい刺激を与えることで、細胞は活性化されるのです。

したがって、ＬＭＣＰエキスも例外ではなく、細胞の感受性が鈍くなり、いずれは効果が弱くなるときがくる可能性はあります。

しかし、常に刺激を与えるような飲み方をすれば良いのですから、症状が改善されるまでは必要量をしっかりと摂取し、改善されたらその日の体調に合わせて量を加減するような飲み方に切り換えることで問題は解消されます。

例えば、調子の良い日は通常の量を、だるさを感じたり風邪ぎみの日は多めに飲む、というように臨機応変に体と相談して調整すれば良いのです。

あくまで、薬ではないのですから「三度三度きちんと飲まなくては」という義務感に捕らわれず、気をラクにしてストレスを溜めない飲み方を続けることが大事なのです。

Q　他の薬と併用しても副作用は出ないのですか？

A　心配には及びません。むしろ、薬害を防ぐうえでも積極的に摂っていただきたいものです。それは、どんな薬であれ化学物質である以上は、少なからず体がダメージを受けるからです。

最も負担のかかるのが、薬を分解して無毒化している肝臓です。これが、免疫力を低下させる要因でもあるのですから、肝細胞を保護する作用のあるＬＭＣＰエキスは大変有効といえます。

また、他の薬と併用すると薬害を予防できるだけではなく、薬の効果が高まったという報告も多数届いています。薬の効き目が良くなれば、それだけ回復が早まるばかりか、薬自体の使用量も減って体への負担も少なくなるわけです。

特に、インターフェロン療法の副作用から解放され、体力を温存しながら治療を最後まで受けられた結果、ウイルスを消滅させることに成功した例も多く報告されています。

Q　肝炎のほかには具体的にどのような病気に有効なのですか？

A　ほとんどの病気が免疫力の不活性からきていますので、免疫機能を調整する作用のあるＬＭＣＰエキスは、さまざまな病気や症状を改善に導くことができます。また、ウコンや田七人参が加わったことで、ブレンド効果がより作用を確実なものとして働き、安定した効き目も獲得しました。

ＬＭＣＰエキスの効果は多岐にわたるため、ここでは代表的な症状を中心に挙げておきましょう。

◆脳神経代謝系・・自律神経失調症、うつ症状など。

◆消化器系・・・・・十二指腸潰瘍、胃潰瘍、慢性胃炎、胃ガン、肝臓疾患、膵臓ガン、食欲不振、便秘、下痢、痔、口内炎など。

◆循環器系・・・・・高血圧、動脈硬化症、心臓疾患、敗血症など。

◆呼吸器系・・・・・肺ガン、肺炎、気管支喘息など。

◆内分泌系・・・・・糖尿病、前立腺肥大症、前立腺ガン、甲状腺などのホルモン疾患など。

◆泌尿器系・・・・・腎臓疾患、腎臓ガン、膀胱炎、膀胱ガンなど。

◆免疫系………アトピー性皮膚炎、リウマチ、湿疹、花粉症など。

◆婦人科系……婦人病、乳房炎、乳ガン、子宮内膜症、子宮筋腫、子宮ガン、卵巣ガン、更年期障害など。

◆その他………虚弱体質、精力減退、倦怠感、無気力、不眠症、肩コリなど、日常の不快な症状。

■参考及び引用、関連文献

・『専門のお医者さんが語るQ&AC型肝炎』清澤研道著／保健同人社
・『成人病の真実』近藤誠著／文藝春秋
・『専門医がやさしく教える肝臓病』松田春甫・神坂和明著／PHP
・『C型肝炎を最新医学で治す』高山美治著／成美堂出版
・『食べて治す機能性食品』旭丘光志著／光文社
・『医療最前線シリーズC型肝炎』田島裕著／日本医療企画
・『C型肝炎にこれが効く！「シイタケ菌糸体エキス」驚異の治癒力』板倉弘重監修／史輝出版
・『ガンに克つキノコの秘密！』水野卓著／現代書林
・『からだにやさしい漢方ガン治療』福田一典著／主婦の友社
・『C型肝炎イコール肝臓ガンの時代は終わった』謝心範著／海竜社
・『治す肝臓病』中浜力著／泰光堂
・『肝臓病が漢方でぐんぐんよくなる』重野哲寛著／世界文化社
・『病院の検査がわかる　検査の手引き』安藤幸夫著代表／小学館

・『ホーム・メディカ家庭医学館』小学館
・『秘薬「ウコン」で健康革命』三沢穣著／現代書林
・『肝心かなめのウコンとガジュツ』水野修一著／新日本教育図書
・『糖尿病』真山亨監修／双葉社
・厚生省・平成6年がん克服10ヵ年戦略プロジェクト研究報告書
・『きのこ健康読本3』東洋医学舎
・『大地の癒し』東洋医学舎
・『難病よさらば！』体内ミネラル研究会著／今日の話題社
・琉球新報／1999年8月10日号
・沖縄タイムス／1999年9月2日号
・沖縄タイムス／2001年2月27日号
・『メディカルハーブリサーチNo.6』／グリーンフラスコ研究所
・平成14年健康指標プロジェクト講演会要旨

本書に関するお問い合わせは、下記までお願いいたします。

体内ミネラル研究会　℡0120－789－265
〒625-0062　京都府舞鶴市森148番地

［監修者］
岡田　淳（おかだ　じゅん）

岐阜大学医学部卒業。医学博士。現在、ＮＴＴ東日本関東病院臨床検査部長。

検査医学、臨床微生物学などを専門とし、著書に『微生物学／臨床微生物学』（医歯薬出版）、『検査と病気』（医学通信社）、『病院の検査』（池田書店）、『薬で死なない細菌とどう戦えばよいか』（ＫＫロングセラーズ）、『腸が弱いのはビフィズス菌が減るからだ』（青春出版社）などがある。

これでＣ型肝炎とたたかう!!

―ＬＭＣＰエキスのスーパー健康革命―

2003年8月8日　初版発行

監修者　岡田　淳
著　者　体内ミネラル研究会

装　幀　谷元　将泰
レイアウト 組版　智春子（STUDIO RED・OAK）

発行者　高橋　秀和
発行所　今日の話題社
東京都品川区上大崎2-13-35　ニューフジビル2F
TEL 03-3442-9205　FAX 03-3444-9439

印刷・製本　株式会社シナノ

ISBN4-87565-534-7　C0047